マイクロニードルの製造と応用展開

Development of Application and Production of Microneedle

監修：中川晋作
Supervisor：Shinsaku Nakagawa

シーエムシー出版

巻頭言

　経皮吸収型製剤は，皮膚に貼付した部位から薬物を浸透させ，皮膚の毛細血管から全身循環血に移行させることにより，全身での薬理作用を発揮させる製剤であり，現在では経口剤や注射剤に次いで重要な位置を占めている。これまでに狭心症薬のニトログリセリンや麻薬性鎮痛薬のフェンタニル，酔い止め薬のスコポラミンなどが経皮吸収型製剤として開発されており，患者のコンプライアンスやQOL向上に貢献している。しかしながら，皮膚の最外層を構成する角質層は外界からの異物侵入を防ぐ物理的バリアとして機能しているために，皮膚からの薬物の吸収は大きく制限されており，どのような薬物でも経皮吸収型製剤として開発できる訳ではない。皮膚に薬物を塗布した場合，一般的に経皮吸収により有効血中濃度に達することができるのは，オクタノール／水分配係数が1～4の適度に脂溶性があり，分子量が500Da以下の薬物であると言われている。そのため，薬物の経皮吸収効率を改善させる手法として，エレクトロポレーション法やイオントフォレシス法，ソノフォレシス法など，様々な経皮薬物デリバリー技術が考案されてきた。その一つにマイクロニードル法がある。マイクロニードルはマイクロメートルサイズの微小針を用いて角質層に微小孔をあけることで物質の経皮送達効率を向上させる技術である。この概念は1976年にGerstelとPlaceらによって初めて報告された。当初は，製造技術が困難であることから費用対効果の面が問題となり開発研究は停滞していたが，1990年代になって電子工業が発展することで微細加工技術が容易になり，現在では様々なマイクロニードルの開発が進められている。その中でも日本の研究開発技術は高い水準にあり，特に実用化の面においては2008年に世界初，日本発のマイクロニードル化粧品を上市するに至っている。一方，医薬品領域においては，マイクロニードル製剤として開発されたものはないが，多くの企業や大学がその開発に取り組んでおり，上市されるのは時間の問題であると思われる。世界初のマイクロニードル医薬品についても，日本から発信できればと願っている。

　本書では，「マイクロニードルの基礎」から「マイクロニードル製造技術と穿刺評価」，「医療・医薬品への展開」，「美容・化粧品への展開」を取り上げ，その領域の第一人者の先生方に解説して頂いた。マイクロニードルに興味を持っておられる多くの研究者にとって本書が参考書としての役割を担い，マイクロニードルが拓く新領域の発展に少しでも貢献できれば幸いである。

　最後にご多忙の中，本書の執筆にご協力下さいました先生方にこの場をお借りしてお礼申し上げると共に企画から出版に至るまでお世話を頂いたシーエムシー出版の井口誠氏に心より感謝申し上げます。

2016年8月　　　　　　　　　　　　　　　　　　大阪大学　大学院薬学研究科

中川晋作

執筆者一覧（執筆順）

中川 晋作	大阪大学　大学院薬学研究科　教授
押坂 勇志	城西大学　薬学部　薬粧品動態制御学研究室
藤堂 浩明	城西大学　薬学部　薬粧品動態制御学研究室　准教授
杉林 堅次	城西大学　薬学部　薬粧品動態制御学研究室　教授, 大学院長, 常務理事
権 英淑	コスメディ製薬㈱　取締役
神山 文男	コスメディ製薬㈱　代表取締役
小幡 誉子	星薬科大学　薬剤学教室　准教授
福田 光男	㈱ライトニックス（Lightnix, Inc.）　取締役
青柳 誠司	関西大学　システム理工学部　機械工学科　教授
式田 光宏	広島市立大学　情報科学研究科　医用情報科学専攻　教授
加藤 暢宏	近畿大学　生物理工学部　医用工学科　准教授
高橋 英俊	東京大学　大学院情報理工学系研究科　知能機械情報学専攻　助教
許 允禎	慶熙大学校　工学部　機械工学科　助教授
伊藤 浩志	山形大学　大学院有機材料システム研究科　教授, 研究科長
三重野 計滋	㈱ワークス　代表取締役
廣部 祥子	大阪大学　大学院薬学研究科　招へい教員
岡田 直貴	大阪大学　大学院薬学研究科　准教授
小山田 孝嘉	富士フイルム㈱　医薬品事業部　技術マネージャー
勝見 英正	京都薬科大学　薬剤学分野　准教授
山本 昌	京都薬科大学　薬剤学分野　教授
深水 秀一	浜松医科大学　医学部附属病院　形成外科　病院教授
水上 高秀	浜松医科大学　医学部附属病院　形成外科　診療助教
伊東 忍	㈱アイ・ティー・オー　プロビタミンリサーチセンター長；慶應義塾大学　薬学部　創薬物理化学講座　共同研究員
森 文子	クリニックモリ　院長；慶應義塾大学　医学部　形成外科　非常勤医師（メディカルスキンケア外来担当医）
内田 貴子	㈱アイ・ティー・オー　プロビタミンリサーチセンター　研究員
金澤 秀子	慶應義塾大学　薬学部　創薬物理化学講座　教授
野原 哲矢	㈱東洋発酵　学術部　スペシャリスト

目　次

第1章　マイクロニードルの基礎

1　マイクロニードルの製造法と応用
　……押坂勇志, 藤堂浩明, 杉林堅次… 1
　1.1　はじめに …………………………… 1
　1.2　マイクロニードル製造方法 ……… 1
　1.3　マイクロニードルで穿刺した試験方法 ……………………………………… 3
　1.4　マイクロニードルとエレクトロポレーションの併用 ……………………… 6
　1.5　おわりに …………………………… 10
2　医療用デバイスとしてのマイクロニードルの開発 ……権　英淑, 神山文男… 13
　2.1　はじめに …………………………… 13
　2.2　医療用デバイスとしてのマイクロニードルの要求性能 ………………… 13
　2.3　医療用デバイスとしてのマイクロニードルの種類および構成材料 … 14
　2.4　医療用デバイスとしてのマイクロニードルの機械的強度 ……………… 14
　2.5　医療用デバイスとしてのマイクロニードルの投与器具（アプリケータ） …………………………………… 15
　2.6　医療用デバイスとしてのマイクロニードルの皮膚挿入性および薬物送達性 …………………………………… 16
　2.7　医療用デバイスとしてのマイクロニードルの皮膚安全性 ……………… 18
　2.8　まとめ ……………………………… 19
3　マイクロニードルの設計および材料選定のポイント ………… 小幡誉子… 21
　3.1　はじめに …………………………… 21
　3.2　マイクロニードルの種類, 形状および材料 ……………………………… 22
　3.3　マイクロニードルの選択と適用 … 28
　3.4　将来の展望 ………………………… 29
4　痛みを感じない蚊の針を模倣したマイクロニードルの設計―ごみを残さない新しい医療機器の実現―
　……………………………… 福田光男… 31
　4.1　はじめに（背景） ………………… 31
　4.2　これまでの刺さることの基本構造：従来の概念での針構造 …………… 32
　4.3　バイオミメティックスからの考察 ……………………………………… 33
　4.4　マイクロニードルの現状 ………… 34
　4.5　マイクロニードルに必要な設計 … 35
　4.6　これからのマイクロニードルにとっての重要性 …………………………… 37
　4.7　今後の展開 ………………………… 39
　4.8　まとめ ……………………………… 39

第2章 マイクロニードル製造技術と穿刺評価

1 蚊を模倣したマイクロニードルの開発
　……………………青柳誠司… 41
　1.1 はじめに …………………………… 41
　1.2 蚊の針の構造と穿刺動作 ………… 41
　1.3 有限要素法による穿刺動作のシミュレーション ……………………… 43
　1.4 超高精度光造形によるマイクロニードルの作製 ……………………… 44
　1.5 まとめ ……………………………… 51
2 エッチング及びモールド加工技術を用いたマイクロニードルの開発
　………………………式田光宏… 53
　2.1 はじめに …………………………… 53
　2.2 MEMS加工技術によるマイクロニードル開発の経緯 ………………… 53
　2.3 エッチング加工技術によるSi製マイクロニードルの開発 ……………… 56
　2.4 モールド加工技術による生分解性マイクロニードルの開発 ……………… 58
　2.5 まとめ ……………………………… 60
3 リソグラフィを利用したマイクロニードルの開発 ………… 加藤暢宏… 65
　3.1 はじめに …………………………… 65
　3.2 厚膜フォトリソグラフィ ………… 65
　3.3 フォトレジストパターニングによるマイクロニードル型の形成 ……… 66
　3.4 裏面照射型移動マスク露光法 …… 66
　3.5 移動マスク露光装置の構成 ……… 67
　3.6 レジストの露光特性 ……………… 67
　3.7 フォトレジスト形状シミュレーション ……………………………… 68
　3.8 作製したフォトレジスト製マイクロニードル ……………………… 69
　3.9 コンドロイチン硫酸Cナトリウム製マイクロニードルの作製 ……… 70
　3.10 まとめ ……………………………… 70
4 回転傾斜露光によるマイクロニードルアレイの作製・高橋英俊，許　允禎… 73
　4.1 回転傾斜露光方法 ………………… 73
　4.2 回転傾斜露光方法を用いた成形マスタの作製 ………………………… 74
　4.3 露光量の違いを利用した円錐構造の作製 …………………………… 76
　4.4 紫外線露光量の割合 ……………… 78
　4.5 紫外線の減衰 ……………………… 80
　4.6 回転傾斜露光時の露光量 ………… 81
　4.7 円錐構造の作製 …………………… 81
　4.8 まとめ ……………………………… 82
5 射出成形および熱インプリントによるマイクロニードルアレイの作製と構造形成 ………………… 伊藤浩志… 85
　5.1 はじめに …………………………… 85
　5.2 マイクロ・ナノスケールの微細表面転写成形の課題と動向 …………… 85
　5.3 射出成形によるマイクロニードルアレイの成形 ……………………… 87
　5.4 ホットエンボスもしくはRtRナノインプリントによるニードル成形の研究 ……………………………… 91
6 精密微細機械加工技術を用いたマイクロニードルアレイの開発
　………………………三重野計滋… 95
　6.1 諸言 ………………………………… 95
　6.2 自己溶解型マイクロニードルとは
　　……………………………………… 96
　6.3 マスター金型 ……………………… 97

6.4 鋳型の製作 …………… 101	7.1 はじめに ……………… 105
6.5 成形加工方法 …………… 102	7.2 荷重変位曲線に基づいた力学的穿刺評価方法 …………… 105
6.6 測定方法 …………… 103	7.3 光学的穿刺評価方法 …… 107
6.7 結言 …………… 104	7.4 まとめ …………… 110
7 物理的アプローチによるマイクロニードル穿刺評価 …………… **式田光宏**… 105	

第3章　医療・医薬品への展開

1　自己溶解型マイクロニードルを用いた経皮ワクチン製剤の開発
　…… **廣部祥子，中川晋作，岡田直貴**… 113
　1.1　はじめに ……………………… 113
　1.2　ワクチンの標的部位としての皮膚 ……………………… 114
　1.3　皮内注射ワクチンの有用性 …… 114
　1.4　マイクロニードルを用いた経皮ワクチン製剤 …………… 116
　1.5　溶解型マイクロニードルを用いた経皮ワクチン製剤の開発 …… 118
　1.6　おわりに …………………… 118

2　マイクロニードルアレイ医薬品開発
　……………………… **小山田孝嘉**… 121
　2.1　はじめに …………………… 121
　2.2　マイクロニードルアレイ医薬品開発 …………………… 121
　2.3　おわりに …………………… 128

3　ヒアルロン酸を素材とする溶解型マイクロニードルを利用した糖尿病治療薬の経皮デリバリー
　……………… **勝見英正，権　英淑，神山文男，山本　昌**… 129
　3.1　はじめに …………………… 129
　3.2　ヒアルロン酸を利用した溶解型マイクロニードルの開発 …… 129
　3.3　ヒアルロン酸マイクロニードルを用いた糖尿病治療薬インスリンの経皮デリバリー …………… 130
　3.4　ヒアルロン酸を素材とする先端部封入型マイクロニードルの開発 …… 131
　3.5　先端部封入型マイクロニードルを利用した糖尿病治療薬エキセナチドの経皮デリバリー …………… 132
　3.6　おわりに …………………… 134

4　マイクロニードルを用いた皮膚疾患治療法の開発
　…… **廣部祥子，岡田直貴，中川晋作**… 135
　4.1　はじめに …………………… 135
　4.2　脂漏性角化症に対する外科的療法 …………………… 135
　4.3　レチノイドを用いた薬物療法の開発動向 ………………… 137
　4.4　ATRA装填マイクロニードル製剤を用いた薬物療法の開発 …… 138
　4.5　ATRA装填マイクロニードル製剤の安定性および安全性 …… 140
　4.6　ATRA装填マイクロニードル製剤の臨床研究 …………… 140
　4.7　おわりに …………………… 142

第4章 美容・化粧品への展開

1 マイクロニードルのアンチエイジング化粧品への応用 …………**権 英淑**… 145
  1.1 はじめに ……………………………… 145
  1.2 化粧品マイクロニードルの特徴 … 145
  1.3 マイクロニードルの基本性能 …… 145
  1.4 マイクロニードルのしわケアへの応用 ………………………………………… 148
  1.5 マイクロニードルの美白への応用 ………………………………………… 150
  1.6 マイクロニードルの育毛への応用 ………………………………………… 151
  1.7 おわりに …………………………… 152
2 マイクロニードルの形成外科，美容皮膚科治療への応用
  …………………**深水秀一，水上高秀**… 155
  2.1 はじめに …………………………… 155
  2.2 マイクロニードル（MN）の歴史 ………………………………………… 155
  2.3 我々の開発した3本針MN ……… 156
  2.4 3本針MNの臨床応用 …………… 159
  2.5 現状と今後の展望 ………………… 161
3 マイクロニードルの美容医療における臨床応用 ……**伊東 忍，森 文子，内田貴子，金澤秀子**… 163
  3.1 はじめに …………………………… 163
  3.2 b-FGFの皮膚への各種導入方法の検討 ………………………………… 164
  3.3 b-FGFの定量 ……………………… 166
  3.4 ELISA法によるb-FGFの皮膚内濃度の定量 ………………………… 166
  3.5 GFPによる疑似ペプチドの皮膚内分布の可視化 …………………… 167
  3.6 細胞染色における膠原繊維の分布 ………………………………………… 167
  3.7 b-FGFの製剤内部の力価変化 …… 167
  3.8 ELISA法による皮膚内b-FGF濃度 ………………………………………… 168
  3.9 皮膚内の膠原繊維密度 …………… 168
  3.10 共焦点レーザー顕微鏡観察による皮膚内のGFP分布 ……………… 169
  3.11 臨床試験の結果 …………………… 170
  3.12 マイクロニードルによるドラッグデリバリーシステム ……………… 171
  3.13 b-FGFの製剤中の安定化技術 …… 173
  3.14 おわりに …………………………… 173
4 米糠大豆発酵物配合マイクロニードルの有用性 ………**野原哲矢**… 175
  4.1 はじめに …………………………… 175
  4.2 米糠大豆発酵物とレチノール成分の機能 ……………………………… 176
  4.3 まとめ ……………………………… 180

第1章　マイクロニードルの基礎

1　マイクロニードルの製造法と応用

押坂勇志[*1], 藤堂浩明[*2], 杉林堅次[*3]

1.1　はじめに

有効成分の皮膚透過性（経皮吸収性）試験は，特に主薬の全身吸収を目的とした経皮吸収型製剤（Transdermal Drug Delivery Systems, TDDS または Transdermal Therapeutic Systems, TTS と略されている）などの評価方法として，1970または80年代から行われてきた。有効成分の皮膚透過挙動は，一般に Fick の拡散則で説明が可能な物理的現象であるとされている。皮膚を透過する有効成分の条件としては，脂溶性が比較的高いことや分子量が500 Da 以下であることなどが挙げられる。一方で，昨今，医薬品開発や化粧品（医薬部外品）開発においてバイオ医薬品のような高分子化合物の研究が盛んになっており，500 Da 以上の有効成分を経皮吸収させる方法が注目を集めている。その一つとして，マイクロニードルを用いた研究が挙げられる。マイクロニードルは，1976年 Gerstel らによって発表されて以来，多種多様な形状・使用法などが発表されている[1]。マイクロニードルは，注射とは異なり，経皮吸収において最大のバリアとなる角層に孔を開けるだけでなく，穿刺の際に痛みを伴わない。本稿では，マイクロニードルの製造方法と種類，今後の課題などを解説する。

1.2　マイクロニードル製造方法

1.2.1　材料

マイクロニードルを製造する上で最初に考慮すべきことは材料の選定である。マイクロニードルの研究が始まってすぐから，数多くの素材で製造方法の確立研究が行われている。材料を選定する際に考えるべきことは，安全性，コスト，加工の容易さなどである。そこで，マイクロニードル素材の長所と短所を解説する。

マイクロニードルの素材はその生体分解能の有無によって区別される。生体分解性がない素材の代表がステンレススチール，チタンなどの金属，シリコーンなどの非金属，ポリカーボネート，ポリメタクリル酸メチル樹脂などの合成高分子である。金属や非金属素材の長所は剛性があり，マイクロニードル先端に負荷がかかったとしても形状を維持しやすく，穿刺により角層を貫通し

[*1]　Takeshi Oshizaka　城西大学　薬学部　薬粧品動態制御学研究室
[*2]　Hiroaki Todo　城西大学　薬学部　薬粧品動態制御学研究室　准教授
[*3]　Kenji Sugibayashi　城西大学　薬学部　薬粧品動態制御学研究室　教授, 大学院長, 常務理事

やすいことである。一方，これら金属や非金属素材からなるマイクロニードルの短所は，コスト面や製造に要する時間が長い点である。合成高分子を選定した時の長所は，コスト面，加工の容易さ，工業的大量製造の容易さが挙げられる。一方で，これら合成高分子素材の短所は負荷に弱く，針先に横方向への負荷がかかると針が曲がる可能性が指摘されている。また，生体分解性がない素材の一番の短所として挙げられるのが，マイクロニードルを穿刺した際に，皮内で針先が折れ，体内に残留する可能性がぬぐえないことである。穿刺後に毎回すべての針先を確認することは不可能であるため，生体分解性がない素材を選定した際には大きな課題になる。

これらに対し，生体分解性の素材としてポリ乳酸，ヒアルロン酸，デキストラン，マルトースが挙げられる。生体分解性素材の長所は，穿刺した際に，皮内で針先が折れ，体内に残留してしまったとしても皮内で分解するため，安全性が高いことである。また，ニードル内に有効成分を含有させることで徐放性製剤としても使用できる可能性がある。さらには，加工が容易で，工業的に大量製造することが容易である点が挙げられる。生体分解性の素材の短所は，剛性が弱く，少しの負荷で針先が折れてしまうことや穿刺の際に角層を貫通するかが大きな問題点として挙げられる。

1.2.2 製造方法

金属素材のマイクロニードルは，半導体技術を応用したMEMS（Micro Electro Mechanical Systems）技術を用いて作製することが可能である。すでに，MEMSを用いた多種のマイクロニードルの研究がなされている[2~7]。

合成高分子素材では，プラスチック製品を製造するための加工法の一つである射出成型が用いられている。射出成型とは，あらかじめ作製したマイクロニードルの型に溶かした合成高分子を入れ，固まらせて作製する方法である。そのため大量生産が可能となるが，溶かした合成高分子の流動性が悪いほど，鋳型の針先まで合成高分子を満たすことが難しくなるため，工夫が必要となる。

1.2.3 マイクロニードルの形状と投与方法

開発されているマイクロニードルの針先の形状は三角錐，四角錐，円錐，円柱と多種多様である[8,9]。皮膚への穿刺の際に先端半径が小さいほどよく刺さり，また皮膚刺激性や痛みは少ないとされている[10~12]。

マイクロニードルを用いて有効成分を投与する方法としては，マイクロニードルで穿刺した後に有効成分を貼る方法，マイクロニードルの針先にあらかじめ有効成分をコーティングしてから穿刺する方法，マイクロニードルの針を注射針のように中空にして，穿刺後有効成分を皮内に注入する方法，生体分解能を有する素材で作製したマイクロニードルで穿刺し，針先を皮内に留置する方法などが挙げられる。ここで重要となるのが，穿刺深度や投与量である。例えば，1つのアレイに100本のマイクロニードルがあった場合，どのようなケースでも100本すべてのマイクロニードルが同じ深度で刺さらなければ，投与量（経皮吸収量）が変わってしまう。また，穿刺後に有効成分を投与する場合，皮膚の弾性によって穿刺後すぐに孔が閉じてしまう可能性があり，

第1章　マイクロニードルの基礎

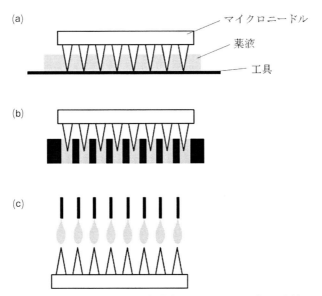

図1　マイクロニードルに有効成分をコーティングする方法
(a)薬液を平らな板の上に塗りディップする方法, (b)薬液を満たした孔に針先を入れディップする方法, (c)薬液滴を針の上に垂らす方法

投与量（経皮吸収量）のバラツキの原因になる。これらの改善策として，穿刺するためのデバイスや皮膚に貼るためのデバイスなど何らかの方法を開発する必要がある。また，針先に有効成分をコーティングして穿刺する方法では，有効成分のコーティング方法を工夫する必要がある。

図1にマイクロニードルに有効成分をコーティングする方法を示す。図1(a)は薬液を平らな板の上に塗りディップする方法，図1(b)は薬液を満たした孔に針先を入れディップする方法，図1(c)は薬液滴を針の上に垂らす方法である。均一に針先に有効成分をコーティングするためには薬液の粘度制御が重要となり，前述したように，均一にコーティングできなければ投与量のバラツキにつながる。また，穿刺後コーティングした薬液をすべて皮内に留置できるような工夫もバラツキを少なくするために重要となる。

さらに，コーティングマイクロニードルの場合，針先にコーティングできる最大薬物量とコーティングする基剤量も重要となる。マイクロニードルで穿刺して経皮透過量が増大したとしても有効量透過しなければ意味がない。また，有効量に達したとしても適用量が少なくすぐに効果がなくなっても意味がないため，コーティングできる最大量を増大させる工夫やコーティングする薬液の有効成分濃度を増大させる工夫が必要となる。

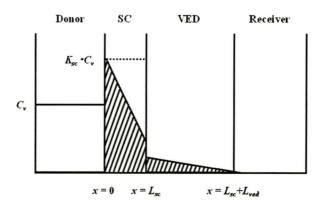

図2 皮膚透過性および皮膚中濃度を示す concentration-distance profile
C_v：適用濃度，K_{sc}：角層への分配係数，L_{sc}：角層の厚み，L_{ved}：生きた表皮，真皮の厚み

1.3 マイクロニードルで穿刺した試験方法

1.3.1 皮膚透過試験

(1) *In vitro* 皮膚透過性試験

In vitro 皮膚透過性試験では，まず皮膚の選択（動物種，部位など）が主要である。ヒトと動物では皮膚の硬さや皮膚の厚みに違いがあり，結果として，穿刺深度や皮膚透過量に違いが生じる可能性がある[13〜15]。*In vitro* 皮膚透過性試験では，まず皮膚の摘出を行うが，真皮側には脂肪が存在するため，脂肪除去を行う必要がある。この際の処理方法や処理の程度によって透過性が異なるので，脂肪除去は慎重に行う必要がある。脂肪の除去後，マイクロニードルを用いて穿刺を行うが，拡散セルに皮膚をセットしてから穿刺を行うと，皮下組織がないため *in vivo* で得られるような穿刺深度は得られない。そこで，皮膚を拡散セルにセットする前に穿刺することが推奨される。また，その際も，硬い板の上に皮膚を置くと *in vivo* で得られるような穿刺深度が得られないため，皮膚の柔らかさに似たマットの上で穿刺を行うか，自分自身の皮膚の上に切り取った皮膚を置いて穿刺を行う。穿刺後の皮膚を拡散セルにセットするが，この際，皮膚を縮めたり，伸ばしたりしないように注意が必要となる。

1.3.2 穿刺深さの評価法

マイクロニードル穿刺により皮膚に形成された孔の深度や直径は皮膚透過量に大きく影響するため，その評価は非常に重要である。その評価法の一つに皮膚垂直切片を作製し，直径および深さを測定する方法がある。皮膚切片の作製自体はそれほど難しくないが，マイクロニードルにより形成された孔穿深度を評価するためには，多くの検体が必要になる。

別の方法として，蛍光色素で孔を染色し，共焦点レーザー顕微鏡で皮膚表面から真皮側に向かって観察する方法がある。蛍光色素で染色する方法は，容易に孔を見つけることができるため，検体数は皮膚切片ほど必要ではなく，*in vivo* でも評価が可能であるが，皮膚の深部の像が不鮮明になり，穿刺により形成された小孔の評価が難しい場合もある。

1.3.3 皮膚透過試験評価法

ここで，一般的に用いられている皮膚透過評価法について説明する。図2に皮膚各深度での皮膚中濃度（concentration-distance profile）を示す。有効成分の皮膚透過は，有効成分が皮膚へ分配し，皮膚中を拡散することで起こる。そのため，皮膚透過性を評価するには，基剤から皮膚への分配係数（K），皮膚バリア中拡散係数（D），皮膚透過係数（P）が非常に重要なパラメータとなる。Kが大きくなるほど皮膚中濃度が高くなるので皮膚透過性も高くなる[16]。基剤を変えることでKは大きくも小さくもなるため，局所作用を目的とした外用剤や化粧品評価の際に最も考慮しなくてはいけないパラメータである。一方，Dは物質の透過の速さと考えることができる。なお，Dは物質固有の値であるため，Dを変化させるような製剤設計は難しい。

これらパラメータの算出方法を以下に示す。実験中，レシーバー側のシンク条件（$C=0$）が成り立つと仮定すると，時間（t）における単位面積当たりの動物皮膚を介した物質透過量（Q）は，以下の式で表すことができる[17〜19]。ここで，Lは皮膚バリアの厚みを示す。

$$Q = KLC\nu \left[\frac{D}{L^2}t - \frac{1}{6} - \frac{2}{\pi^2}\sum_{n=1}^{\infty}\frac{(-1)}{n^2}\exp\left(-\frac{D}{L^2}n^2\pi^2 t\right) \right] \tag{1}$$

定常状態ではこの式の右辺第2項がゼロとなり，次式に簡略化できる。

$$Q = \frac{KDC\nu}{L}\left[t - \frac{L^2}{6D}\right] \tag{2}$$

(2)式より定常状態時のlag time（T_{lag}）と透過速度（$Flux$）は以下のように表わされる。

$$T_{lag} = \frac{L^2}{6D} \tag{3}$$

$$Flux = \frac{KDC\nu}{L} = PC\nu \tag{4}$$

(3)，(4)式よりT_{lag}，$Flux$およびPを算出できる。さらに(3)，(4)式を変形することにより，以下の式を導くことができる。

$$\frac{D}{L^2} = \frac{1}{6T_{lag}} \tag{5}$$

$$KL = 6T_{lag}P \tag{6}$$

(5)，(6)式より透過データからK，Dを算出できる。

マイクロニードルを用いることにより，有効成分の角層中拡散をバイパスさせることができるためDを大きくすることができる。また，有効成分のオクタノール／水分配係数にも関係するが，マイクロニードルを用いることにより，ほとんどの有効成分でKを大きくすることができるため，皮膚透過量および皮膚中濃度が増大すると考えられる。

ここで，マイクロニードルなしの皮膚透過量とマイクロニードルで穿刺した皮膚透過量の1例

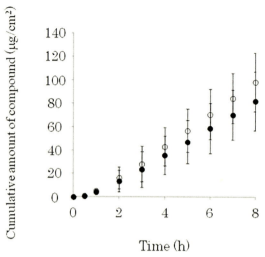

図3 有効成分の皮膚透過量
●：マイクロニードル穿刺なしの皮膚透過量，○：マイクロニードル穿刺ありの皮膚透過量

を図3に示す。皮膚透過性はよく似ており，マイクロニードルによって皮膚透過量が増大したのか，それとも実験誤差であるか判断が難しい。このような場合は，拡散セルの有効透過面積が穿刺した孔の面積より著しく小さいことが原因となっていることが多い。したがって，マイクロニードルを用いた皮膚透過試験を行う際は，有効透過面積ができるだけ小さい拡散セルで行うか，全穿刺面積をできるだけ多くするように皮膚を処理することが重要である。

また，皮膚局所での薬効を目的とした製剤の場合，図4に示すように，穿刺した組織部分の有効成分濃度は，皮膚透過量から得られた分配係数から予測される平均皮膚中濃度よりも高くなっているため注意が必要である。

ここで，マイクロニードル1本の孔で面積換算した皮膚透過量と皮膚中濃度は，共に角層を除去した皮膚透過量および皮膚中濃度と同等（もしくは高くならない）と仮定できるため，初めに角層を除去した皮膚での皮膚透過試験を行ってある程度の予測を行うことで，より正確な評価ができると考えられる。

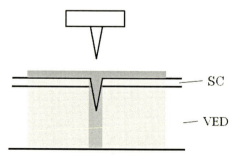

図4 マイクロニードル穿刺後の皮膚中濃度

1.4 マイクロニードルとエレクトロポレーションの併用

次にマイクロニードルをエレクトロポレーション（EP）の電極とした，薬物の皮膚透過促進法について紹介する[20]。

図5に用いたマイクロニードル電極を示す。長さ0.4 mmの針を9本作製し，図5(b)に示したように，陽極と陰極が交互になるようにEPを負荷した。

ヘアレスラットの腹部皮膚を使用し，マイクロニードル電極処理なし，マイクロニードル電極で穿刺処理のみ，皮膚表面でEP負荷処理のみ，マイクロニードル電極で穿刺後に皮内でEP負荷処理を施した時の薬物の皮膚透過性を比較した。その結果を図6に示す。なお，適用物質として皮膚透過性が低い分子量約4,000のフルオレセインデキストラン（FD-4）を選択し，EP適用条件は200 V，10 ms，10 plusesである。

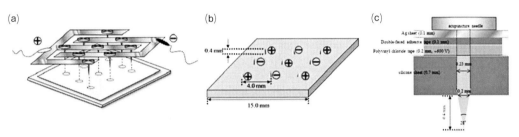

図5　マイクロニードル電極
(a)上側から見たマイクロニードル電極，(b)下側から見たマイクロニードル電極，
(c)横から見たマイクロニードル電極

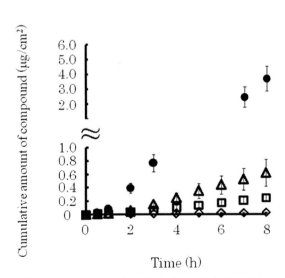

図6　マイクロニードル電極を使用した皮膚透過量
◇：未処理皮膚，□：マイクロニードル電極で穿刺処理，△：皮膚表面でEP負荷処理，
●：マイクロニードル電極で穿刺後に皮内でEP負荷処理

マイクロニードル電極穿刺処理のみ，皮膚表面でEP負荷した時の皮膚透過量は，マイクロニードル電極処理を施していない場合と比較して，それぞれ7倍，20倍高値であったのに対し，マイクロニードル電極で穿刺後に皮内でEP負荷すると薬物の皮膚透過量は140倍高値となった。この結果より，マイクロニードル穿刺後にEPを負荷することで，マイクロニードルやEP処理よりも著しく薬物の皮膚透過性を改善することができることが明らかとなった。

図7にマイクロニードル電極使用後の皮膚（角層）表面の状態を走査型電子顕微鏡（SEM）にて観察した結果を示す。

図7(d)の穿刺後にEPを負荷し形成された孔は，マイクロニードル穿刺で形成された孔より広く開いており，これがFD-4の皮膚透過性を著しく改善した理由であると考えられた。また，図7(c)に示した皮膚表面でEP負荷した皮膚では孔は観察されなかった。

図8に共焦点レーザー顕微鏡を使用して穿刺深さを観察した結果を示す。マイクロニードル電極の穿刺により形成された孔の深さは約60 μmであり，作製したマイクロニードルの針の長さより短い穿刺深度であった。これは，皮膚の弾力性によりマイクロニードルの根元まで穿刺できなかったためと考えられた。しかし，マイクロニードル穿刺のみでも角層を貫通させることは可能であると考えられた。マイクロニードル穿刺後にEPを負荷した皮膚では，非常に多く深い穿刺孔が観測された。したがって，マイクロニードル穿刺後にEPを負荷する方法はマイクロニードルの効果を著しく高めることができる方法であると考えられる。

次にマイクロニードルEPの皮膚透過性に及ぼす陽極と陰極の影響を検討した。図9に試験で用いたデバイスを示す。マイクロニードルEPのデバイスは，陽極および陰極が5：4（図9(a)，デバイスA），陽極および陰極が8：1（図9(b)，デバイスB），陽極および陰極が1：9（図9(c)，

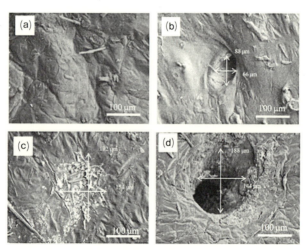

図7　マイクロニードル電極を使用後の皮膚表面のSEM画像
(a)未処理皮膚，(b)マイクロニードル電極穿刺後の皮膚，(c)皮膚表面でEP負荷した皮膚，
(d)マイクロニードル電極穿刺後に皮内でEP負荷した皮膚

第1章　マイクロニードルの基礎

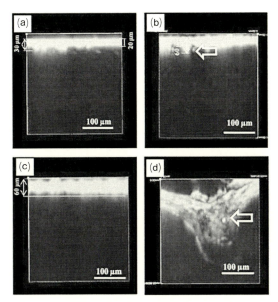

図8　マイクロニードル電極を使用後の皮膚側面の共焦点レーザー顕微鏡画像
(a)未処理皮膚，(b)マイクロニードル電極穿刺後の皮膚，(c)皮膚表面でEP負荷した皮膚，
(d)マイクロニードル電極穿刺後に皮内でEP負荷した皮膚

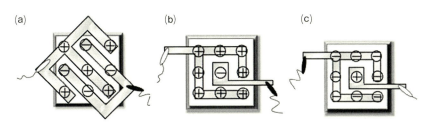

図9　電極配置の異なるマイクロニードル電極
(a)陽極および陰極が5：4（デバイスA），(b)陽極および陰極が8：1（デバイスB），
(c)陽極および陰極が1：9（デバイスC）

デバイスC）となるように作製した。その結果を図10に示す。

なお，この試験のEP条件は50 V，100 ms，10 plusesである。デバイスAおよびデバイスCを用いた後のFD-4の皮膚透過性はほぼ変わらなかった。一方，デバイスBを用いた後のFD-4の皮膚透過量はデバイスAやCを用いた時の皮膚透過量より高かった。これらの結果より，EP電極の配列の違いによりFD-4の皮膚透過促進効果が異なることがわかった。

図11にマイクロニードル電極でEP負荷した後の陽極および陰極部の皮膚SEM画像を示す。図11(a)，(b)より，EP負荷後に形成された孔は陰極マイクロニードルよりも，陽極マイクロニードルで大きな孔が形成されることがわかった。この結果は，陽極が多いデバイスBで認められたFD-4の皮膚透過促進に大きく寄与していると考えられた。ここで，陰極を負荷した孔周辺の

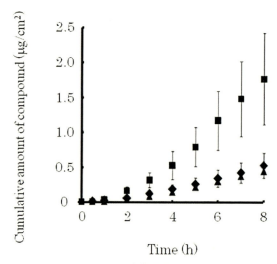

図10 マイクロニードル EP の皮膚透過性に及ぼす電極配列の影響
◆：デバイス A を用いた皮膚透過量, ■：デバイス B を用いた皮膚透過量,
▲：デバイス C を用いた皮膚透過量

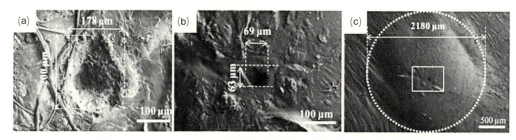

図11 マイクロニードル EP 処理後の陽極および陰極部の皮膚 SEM 画像
(a)陽極マイクロニードルにより形成された孔, (b)陰極マイクロニードルにより形成された孔,
(c)(b)画像の拡大

拡大図を図11(c)に示す。陰極を負荷した孔周辺では直径約 1 mm の浮腫が確認された。これは、陽極から陰極への水の浸透（電気による浸透）が原因であると考えられた。

以上より、マイクロニードルと EP を併用することにより、マイクロニードル単独使用より高い皮膚透過性が得られた。マイクロニードルと他の吸収促進法との併用は、これから検討していく必要があろう。

1.5 おわりに

マイクロニードルを使用することにより、これまで TDDS 化が不可能であった有効成分に応用することが可能となり、より多くの疾病に対する TDDS を作製することが可能になろう。また、マイクロニードルは皮膚だけでなく眼の角膜などにも使用することが可能であることか

第1章 マイクロニードルの基礎

ら[21]，マイクロニードルを使用する分野は今後さらに幅広くなるであろう。しかし，そのためにはマイクロニードルの安全性を第一優先に考えた試験・研究が必要になる。マイクロニードルの安全性をさらに確立することでよりよい製剤が開発されることを期待する。

文　　献

1) M.S. Gerstel et al., Drug Delivery Device, US Patent No. 3, 964, 482
2) H. Sasaki et al., *J. The Institute of Electrical Engineers of Japan*, **2**, 340-347 (2007)
3) M. Shikida et al., *Sensors and Actuators A*, **116**, 264-271 (2004)
4) M. Shikida et al., *J. Micromech. Microeng.*, **14**, 1462-1467 (2004)
5) M. Shikida et al., *J. Micromech. Microeng.*, **16**, 2230-2239 (2006)
6) S. Henry et al., *J. Pharm. Sci.*, **87**, 922-925 (1998)
7) W. Martanto et al., *Pharm. Res.*, **21**, 947-952 (2004)
8) M. Cormier et al., *J. Control. Release*, **97**, 503-511 (2004)
9) J.A. Matriano et al., *Nat. Med.*, **8**, 415-419 (2002)
10) S. Kaushik et al., *Anesth. Analg.*, **92**, 502-504 (2001)
11) H.S. Gill et al., *Clin. J. Pain*, **24**, 585-594 (2008)
12) D.V. McAllister, *Proc. Natl. Acad. Sci. U.S.A.*, **100**, 13755-13760 (2003)
13) M.J. Bartek et al., *J. Invest. Dermatol.*, **58**, 114 (1972)
14) F.N. Marzulli et al., *Toxicol. Appl. Pharmacol.*, **3**, 79 (1969)
15) K. Sato et al., *J. Pharm. Pharmacol.*, **41**, 379 (1989)
16) K. Sugibayashi et al., *Pharm. Res.*, **27**, 134-142 (2010)
17) J.C. Shah, *Int. J. Pharm.*, **90**, 161-169 (1993)
18) F. Niedorf et al., *ATLA*, **36**, 201-213 (2008)
19) R.J. Scheuplein, *J. Invest. Dermatol.*, **48**, 79-88 (1967)
20) K. Yan et al., *Int. J. Pharm.*, **397**, 77-83 (2010)
21) Y.C. Kim et al., *Invest. Ophthalmol. Vis. Sci.*, **55**, 7376-7386 (2014)

2 医療用デバイスとしてのマイクロニードルの開発

権 英淑[*1], 神山文男[*2]

2.1 はじめに

マイクロニードルは数百ミクロンの微細針により皮膚透過バリアである角質層を貫通し生きた表皮並び真皮に薬物を直接送達する新しい投与形態であり,剤型的に注射剤と経皮吸収剤の二つの側面を持つ新しい drug delivery system (DDS) として注目されている。

マイクロニードルは従来注射による投与しかできなかったペプチド性薬物,蛋白抗原やナノ粒子のような巨大物質の経皮吸収を確実に可能とする投与システムとして他の物理的・化学的経皮吸収促進法に無い優れた特徴を有する。すなわち,①薬物などの経皮吸収機構が明確であり且つ説得的である,②薬物分子量・油水分配係数など物理化学的性質に依存せず水溶性高分子の経皮吸収も十分に可能となる,③マイクロニードルの種類により速効またはコントロールリリースの設計が可能である,④自己投与が可能である,⑤ニードルの微細化により無痛且つ低侵襲性である。

本稿では筆者らが開発したヒアルロン酸を主材料とする溶解型マイクロニードルおよび生分解性ポリマーを主材料とする非溶解型マイクロニードルに関して述べる。

2.2 医療用デバイスとしてのマイクロニードルの要求性能

マイクロニードル製剤は従来の経皮吸収製剤と異なり角質層を破断し生きた表皮さらには真皮層へとニードル先が到達する。このような医療デバイス機能を十分に果たすために,マイクロニードルは角質層を破壊するに十分な機械的強度を有し,マイクロニードルがターゲット部位に到達し薬物が放出されなければならない。このような基本性能を満足するマイクロニードル製剤は以下の諸要因を十分考慮して製剤設計する必要がある。

①マイクロニードル素材の適切な選択は製剤の皮膚挿入のための重要なポイントである。ニードルを形成する素材は皮膚への挿入性を確実にする硬さと素材自身の安全性を確保する必要がある。②マイクロニードルのディメンジョンも重要である。ニードル先端部直径,根元の直径,ニードルの長さ,アスペクト比(長さ/根元直径),ニードル間隔などは皮膚挿入性の基本要因である。③マイクロニードルの設計において皮膚挿入に際する低侵襲且つ痛みの最小化も重要である。④マイクロニードルはそれ自身の最適設計・製造のみならず関連する多くの部材を適切に設計することが製剤の実用のために必須である。製剤の最適化にあたっては,投与のためのアプリケータ,投与後の製剤の皮膚への密着保持などへの考慮が不可欠である。⑤マイクロニードル製剤は注射製剤と同等の無菌的環境で製造される必要がある。

[*1] Ying-Shu Quan コスメディ製薬㈱ 取締役
[*2] Fumio Kamiyama コスメディ製薬㈱ 代表取締役

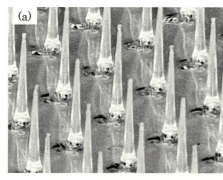 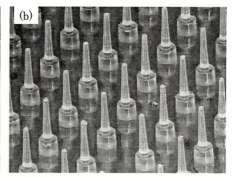

図1　異なる2種マイクロニードル

(a)ヒアルロン酸からなる溶解型マイクロニードル（針長800μm，針間隔600μm），(b)PGAからなる二段式生分解性非溶解型マイクロニードル（針長400μm，針間隔400μm）

2.3　医療用デバイスとしてのマイクロニードルの種類および構成材料

マイクロニードルは形状的に中空型（Hollow type）と中実型（Solid type）に大別される。中空型はいわば既存の注射針を小さくしその機能も同様である。中実型はコーティング型（Coating type）と溶解型（Dissolving type）に分類される。

マイクロニードルの構成材料は非生分解性材料と生分解性材料に大別される。米国において先行し研究開発が盛んに実施されてきたのはシリコン[1]，金属[2]などを用いる非生分解性マイクロニードルであり，電子工業において蓄積された微細加工技術を応用して作製されたニードルである。シリコンマイクロニードルの特徴としては美しく形（スパイクや高いピラミッド形など）の整った硬い針が得られることであるが[3〜5]，大きな欠点としては皮膚挿入に際し皮膚内で折れて残留する危険性を担保することができない。これら非生分解性マイクロニードルを用いて薬物投与する方式としてはマイクロニードル表面への薬物コーティングである。

筆者らはヒトでの安全性を考慮し生分解性合成高分子であるポリグリコール酸（PGA）を用いる非溶解型マイクロニードルと，生体由来高分子であるヒアルロン酸などを主材料とする自己溶解型マイクロニードルの開発を行った。前者はニードル先端部の表面にコーティング法により薬物を搭載し，後者の特徴はニードル基剤中に薬物を含浸することによりニードル部の薬物含量を著しく増大できることである（図1）。

2.4　医療用デバイスとしてのマイクロニードルの機械的強度

マイクロニードルのディメンジョン設計においてはニードル自身の機械的強度を考慮し，ニードル自身の破壊強度が皮膚破壊強度を上回り皮膚挿入性を確保できるよう形状設計しなければならない。

ヒトにマイクロニードルを使用する際の応力変化の測定において，皮膚破壊強度はニードル先端部の面積（太さ）に大きく依存することが報告されている[6]。マイクロニードル製剤における

第1章　マイクロニードルの基礎

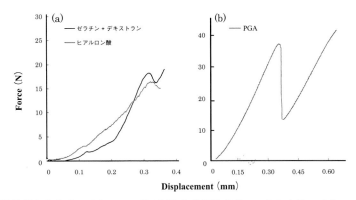

図2　生体溶解性物質からなるマイクロニードル(a)と生分解性ポリマーからなるマイクロニードル(b)の応力～歪挙動

ニードル1本の皮膚挿入必要強度（F_s　単位：N）はニードルの先端断面積（A_m　単位：μm^2）に比例する。F_sは $F_s=0.00019 A_m-0.66$ であるとの式が報告されており，ニードル先端部半径が35 μm以下であるようなニードルではF_sが極めて小さなものとなる[6]。動物あるいはヒト皮膚での針の挿入必要強度を実測する手法は簡単ではない。それゆえ，針自身の破断あるいは変形強度を測定しその強度が挿入必要強度として報告されている値（0.058 N/needle）に比べて大きいことを確認して皮膚挿入の担保とすることが多い[7]。

　実際にマイクロニードルを皮膚に投与すると，ニードルは皮膚を圧迫し，皮膚が破断してから皮膚内へ挿入される。マイクロニードルパッチの自身の変形強度は，精密引張試験機を用いニードルをステンレス平面に向け圧縮における応力～歪曲線から求められる。圧縮により数十～数百μmの変位において降伏点応力（応力のピークで示される）を示すので，その時の応力が針の変形強度と算定される。針1本当たりの変形強度はパッチ全体の変形強度を針数で除した値となる。図2(a)には生体溶解性物質であるヒアルロン酸およびゼラチンとデキストランの混合物からなるマイクロニードルパッチの応力～歪曲線を示す。図2(b)にはPGAからなる生分解性非溶解型マイクロニードルの応力～歪曲線を示す。これらの図より両種のマイクロニードルにおいていずれも針1本の変形強度（降伏点応力から算定）は挿入必要強度より大きく，皮膚への挿入可能性が確認された。また，マイクロニードルの皮膚への挿入性はマイクロニードル自身のディメンジョンのみならずマイクロニードルの皮膚投与力，および投与速度にも深く依存することは注意するべきである。

2.5　医療用デバイスとしてのマイクロニードルの投与器具（アプリケータ）

　マイクロニードルの皮膚挿入においてアプリケータの役割は大きい。アプリケータはバネ式，電磁式，圧力式などの駆動力を持ってマイクロニードルパッチを皮膚に高速で衝撃的に投与する。ニードルパッチに高速衝撃を与えることによりマイクロニードルの有する運動エネルギーが

増大し皮膚挿入を容易にする。また，高速投与により皮膚の破壊が延性的破壊から脆性的破壊挙動となり破壊応力が減少することによりマイクロニードルの皮膚挿入が容易且つ確実となる。一方，ゴム，スポンジなどによりクッション性を持たせたアプリケータを用いて経皮投与すると硬いアプリケータに比べて挿入性が悪いとの結果が得られた[3]。クッションにより衝撃のエネルギーが吸収されマイクロニードル皮膚投与に際する衝撃値が減少することが考えられる。すなわち，衝撃値は衝撃を受けてから停止する距離に反比例するのでクッションにより停止距離を長くすることは衝撃力を弱めマイクロニードルの皮膚挿入を悪化させると解釈できる。アプリケータの性能評価は使用するバネの定数から性能を算定することも可能であるが，より明示的にはマイクロニードルパッチを経皮投与しニードルが皮膚内に挿入されるかどうかを次項に述べる方法により判断するのが分かりやすい。

2.6 医療用デバイスとしてのマイクロニードルの皮膚挿入性および薬物送達性
2.6.1 ヒアルロン酸溶解型マイクロニードル

筆者らは薬物の送達部位，用途，投与時の痛みなどの要因を考慮し，ニードル長さ200～800 μm の異なるディメンジョンの溶解型マイクロニードル（MicroHyala^{TM}）を開発した。特に長さ800 μm のヒアルロン酸マイクロニードルは薬物を真皮まで到達させ皮下注射と同等のバイオアベイラビリティーを得ることを目的として，形状的にアスペクト比が大きい円錐状に設計した（図1(a)）。本ヒアルロン酸マイクロニードル（長さ800 μm，針間隔600 μm）は，1平方センチあたり200本以上のニードルを有し，皮膚を穿刺する十分な硬さを示した（図2(a)）。図3には high-velocity アプリケーターによりヒト摘出皮膚への適用では真皮まで到達していることが示された。

本溶解型マイクロニードルにインスリンをニードル部に含有させラットに経皮投与すると，ラット体内で0.5～1時間かけてニードルが溶解し，内容物であるインスリンが放出された。このような水溶性高分子素材からなる中実溶解型マイクロニードルからの薬物の放出性は，コーティング型マイクロニードルに比べ持続的になることを予想させる。ストレプトゾトシン誘導糖

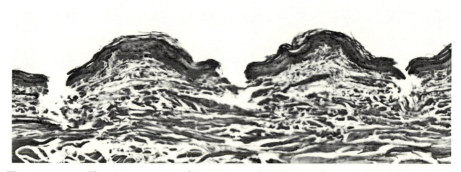

図3　ヒアルロン酸マイクロニードル（長さ800 μm，針間隔600 μm）のヒト摘出皮膚への挿入性

尿病ラットにインスリン含有溶解型マイクロニードルを適用したところ，血糖値は顕著に低下し，血中インスリン濃度も投与量依存的に上昇し，皮下注射と同等のバイオアベイラビリティーが得られた[3]。

2.6.2 PGA生分解性非溶解型マイクロニードル

筆者らは医療機器の素材として汎用されている生分解性樹脂（ポリグリコール酸）をマイクロニードルの素材として，薬物を先端部に均一コーティングしやすく且つ皮膚挿入に際し薬物が剥がれにくくするため，二段式マイクロニードル（gMJET™）を開発した（図1(b)）。二段式マイクロニードルの先端部にモデル化合物としてFITCをコーティングし，ヒト摘出皮膚（厚み1mm）へ投与0分，15分後にマイクロニードルパッチを剥がした後，皮膚切片を作製し，皮膚中FITCのリリース状況を確認した。図4に示すように皮膚投与直後の皮膚においてはほとんど蛍光強度が観察されない（図4(a)）が，投与15分後の皮膚は明瞭な蛍光強度を示した（図4(b)）。一方，マイクロニードルを適用後直ちに取り出しニードルを顕微鏡で観察すると，ニードルの先端部にFITCが残っていたが15分適用のマイクロニードルは先端部のFITCがほとんどニードルに残っていなかった。これらを合わせて考えると，二段式マイクロニードルの先端部塗布したFITCは皮膚投与の際に剥がれず，皮膚内で確実にリリースされたことが分かった。図5(a)に蛍光色素搭載二段式PGAマイクロニードル（長さ400μm，針間隔400μm）をヒト皮膚に投与後の皮膚表面写真を示す。また，図5(b)は二段式PGAマイクロニードルを投与後，光コヒーレンストモグラフィー（OCT）を用いて皮膚表面から深部にわたる2次元イメージング画像を示した。これらの図より，PGAマイクロニードルは確実に皮膚に挿入され，薬物を真皮まで送達する可能性が確認された。

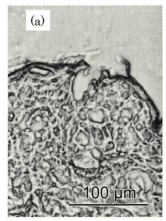 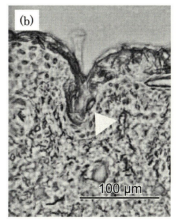

図4　二段式PGAマイクロニードル（長さ400μm，針間隔400μm）の薬物送達性
FITC搭載PGAマイクロニードルを投与後の皮膚断面蛍光顕微鏡写真。(a)投与後すぐ剥がした皮膚断面写真，(b)投与15分後皮膚断面観察

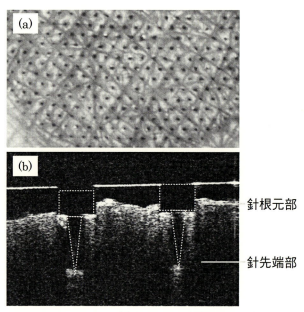

図5 二段式PGAマイクロニードル（長さ400μm，針間隔400μm）のヒト皮膚への挿入性
(a)マイクロスコープによる蛍光色素搭載マイクロニードル投与後の皮膚表面観察，(b)マイクロニードル挿入後OCTを用いた皮膚表面から深部にわたる2次元イメージング画像

2.7 医療用デバイスとしてのマイクロニードルの皮膚安全性

マイクロニードルは角質層を貫通し生きた表皮や真皮まで到達するミクロポア（穿刺孔）を形成することによって薬物を体内導入するDDSであり，投与部位の皮膚バリア機能を低下させることが懸念される。それゆえ，皮膚安全性評価においては経表皮水分蒸散量（transepidermal water loss, TEWL)[2]，皮膚電気抵抗（electric skin resistance, ESR）などにより皮膚バリア機能への影響を確認することが求められる。また，マイクロニードルの大きな特徴の一つに注射に比べて投与時の疼痛が少ないことがあるから，痛み評価も重要である。

筆者らは長さの異なるマイクロニードルを用いWistarラット腹部に投与し適用前後のESRを比較した。ESRの低下はニードルの長さに依存するが，長さ200μmおよび800μmのマイクロニードルを投与後30分程度で投与前のレベルに回復した（図6）。一方，テープストリッピング箇所はESRが大幅に低下し本試験時間内では回復しなかった。さらに，ニードル長さ800μmのヒアルロン酸溶解型マイクロニードルを用い皮膚一次刺激試験，累積刺激試験および皮膚感作性試験を実施しその結果を踏まえて，ヒトでの臨床研究を行った。20名ボランティアにヒアルロン酸溶解型マイクロニードルを1回投与後International Contact Dermatitis Research Group（ICDRG）スコア評価により特に重大な皮膚反応は見られなかった[8]。さらにボランティアにおける痛み評価ではわずかな痛みを感じたと評価された。二段式PGAマイクロニードルに関して，Wistar系ラット（雄，8週齢）の腹部に投与しその前後に経表皮水分蒸散量TEWLを測定

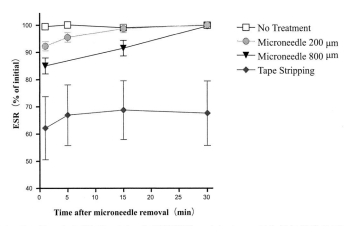

図6　*In vivo* ラット皮膚にヒアルロン酸溶解型マイクロニードル投与前後の ESR 変化

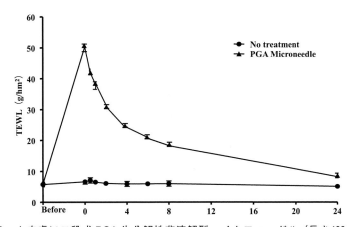

図7　*In vivo* ラット皮膚に二段式 PGA 生分解性非溶解型マイクロニードル（長さ400μm）投与前後の TEWL 変化

した。図7に示したように投与直後 TEWL は一次的に上昇するが24時間後には正常値に戻ることが明らかになり，本マイクロニードルによる皮膚侵襲は軽度でありしかも一過性であることが分かった。

2.8　まとめ

マイクロニードルは医療用デバイスとして注射針の機能を持つ微細な針が体内挿入されることに鑑みると，注射薬の性質を持つ経皮吸収製剤である。新剤型医薬品として大きなポテンシャルを有するがゆえに世界各地で，多くの異なる材料，製法，ディメンジョンならびに異なる薬物塗布法により鋭意開発途上である。最適化されたマイクロニードル医薬システムはいかにあるべきか，この問題意識を持ちつつ筆者らは大学，企業と連携しつつ今後ともマイクロニードル開発を発展させていきたい。

文　　献

1) M.J. Garland et al., *Int. J. Pharm.*, **434**, 80-89 (2012)
2) S.L. Banks et al., *J. Pharm. Sci.*, **99**, 3072-3080 (2010)
3) S. Liu et al., *J. Control. Release*, **161**, 933-941 (2012)
4) P. Karande, *J. Control. Release*, **110**, 307-313 (2005)
5) J. Gupta et al., *J. Control. Release*, **154**, 148-155 (2011)
6) S.P. Davis, B.J. Landis, *J. Biomech.*, **37**, 1155 (2004)
7) J.H. Park et al., *J. Control. Release*, **104**, 51-66 (2005)
8) S. Hirobe et al., *Pharm. Res.*, **30**, 2664-2674 (2013)

3 マイクロニードルの設計および材料選定のポイント

小幡誉子*

3.1 はじめに

　薬物の経皮吸収は，注射や経口投与に代わる薬物全身投与法として，臨床の現場からも多くの関心が寄せられている。適切な疎水性（$\log K_{O/W} = 3$ 程度）を持ち，比較的分子量が小さく（MW <500），さらには融点の低い薬物に限っては良好な皮膚透過性が得られ，1980年代初頭に宇宙飛行士のためのスコポラミンパッチを皮切りに，次々と製剤化が進み臨床的にも高い評価を得ている。エストラジオールやテストステロンのようなホルモン剤，禁煙治療に用いるニコチン，狭心症治療のためのニトログリセリン，表面麻酔のためのリドカインやブプレノルフィン，尿失禁治療のためのオキシブチニン，さらにはセリギリン，ロチゴチン，リバスチグミンのような脳への作用を期待する製剤も登場し，経皮吸収型製剤がますます医療に欠かせない剤形であることが認識されるに至った。以前は，欠点として挙げられていた「吸収に時間がかかる」，「吸収量が少ない」といった負の要因も，新しい製剤の登場で克服されつつある。例えば，就寝中の薬効が必要ない時間帯を吸収の遅延時間に充て，起床直前の喘息発作予防を達成したツロブテロール製剤や，長期間にわたって低い血中濃度を保つことにより，投与直後の一時的な血中濃度の急激な増大を避け，副作用軽減を可能にしたリバスチグミン製剤などが経皮吸収型製剤の新しい時代を拓いている。

　しかしながら，一方で，新薬開発においてはバイオ医薬品をはじめ高度に親水性あるいは疎水性の薬物や高分子薬物がその主要な位置を占める傾向にあり，容易に経皮吸収型製剤を創ることが難しくなってもいる。また，既存の経口薬や注射剤から経皮吸収型製剤へと転換する方法を考えるとしても，疎水性や分子量の問題を克服するには多くの努力を要する。

　経皮吸収型製剤の適用部位である皮膚の表面には，「角層」とよばれる薄い膜が存在し，生体を異物侵入や脱水から保護するバリア機能を持つ。角層は，レンガ−モルタル構造として摸式化され，レンガに相当するケラチンタンパクに富んだ角層細胞が，モルタルに相当する細胞間脂質に囲まれた構造をしている。セラミド，コレステロール，遊離脂肪酸を主成分とする細胞間脂質は，「ラメラ構造」と呼ばれる規則正しい配列を形成し，このラメラ構造が皮膚の物理的な生体保護機能の中核をなすといわれている。細胞間脂質のラメラ構造には，約13 nmの長周期ラメラと約6 nmの短周期ラメラがあり，これらの充填構造は六方晶および斜方晶である。ヒト角層の細胞間脂質のうち約50%を占めるセラミドは，12種類のサブクラスに分類され，さらには炭化水素数の変化を合わせれば，350種類以上ともいわれている。このような多数の化合物の集合体である細胞間脂質は，外部からの物理的，化学的な刺激に対して，相溶性を軸として自由に形を変えることで結果的に高いバリア機能を維持するため，医薬品といえども通常の状態では，皮膚から体内へと治療上必要量を送達することは容易ではない。とくに，水溶性で高分子量の薬物に

---

*　Yasuko Obata　星薬科大学　薬剤学教室　准教授

表1 薬物の経皮吸収促進法

物理的促進法	イオントフォレシス エレクトロポレーション ソノフォレシス ジェットインジェクション マイクロニードル
化学的促進法	プロドラッグ 吸収促進剤

とっては,角層表面への移行,すなわち「分配」が難しく,また,高分子量であることは皮膚内を「拡散」する際に,大きな抵抗を生む。したがって,これらの薬物にとって,経皮吸収型製剤の可能性を検討すること自体現実的ではないとも考えられてきた。しかしながら,バイオ医薬品をはじめとして,治療に高い効果が期待できる医薬品にとって経皮吸収型製剤化の可能性が閉ざされていることは有益ではない。

皮膚のバリア機能を損なわず,薬物を皮膚から体内へと送達する手法として,物理的,化学的促進法が研究されてきた(表1)。なかでも,物理的促進法に分類される「マイクロニードル」は,角層を貫通する孔を形成し,薬物を直接生きた表皮に送達する方法で,これまで困難を極めてきた親水性で高分子量の薬物の皮膚透過を可能にする画期的な方法として,現在脚光を浴びている。微細加工技術の発展に伴って,様々な形状のマイクロニードルが開発されてきた。マイクロニードルはこれまでに,多くの薬物に応用され,発表される研究の数は年々指数関数的に増加している。

マイクロニードルの研究が盛んに行われるようになったのは1990年代中盤以降である。1990年代初頭から,短い中空型の金属のマイクロニードルによるインフルエンザワクチンの皮内投与製剤が市販され,また,マイクロニードルの開発専門の会社が設立されるといった基盤技術の拡充が行われ,現在まで継続的に活発な研究が行われている分野である[1~3]。

3.2 マイクロニードルの種類,形状および材料

これまでに開発されてきたマイクロニードルは,表2に示すようないくつかの種類がある。製剤開発において,送達する薬物の候補が絞られ,その薬物が皮膚からの送達に大きな利点を持ちながら,一方では容易には皮膚を経由して体内へと移行しないと判断されれば,マイクロニード

表2 マイクロニードルの種類

固体マイクロニードル
コーティング型マイクロニードル
溶解型マイクロニードル
中空型マイクロニードル

第1章 マイクロニードルの基礎

ルの利用を考慮する段階になる。欧米を中心にマイクロニードルは多数の研究報告があるが，日本ではやはり侵襲性や安全性の不安が根強いためか，積極的な利用が少なかったようにも見える。このところ，日本国内でもマイクロニードルへの関心が高まり製剤開発も活発になっており，今後は貼付剤やテープ剤のように経皮投与製剤の一つの選択肢として定着すると思われる。本稿では，マイクロニードルの材料や特徴を中心に紹介してみたい。

3.2.1 固体マイクロニードル

　皮膚に穿刺して孔を形成するという基本的な機能を備える固体マイクロニードルは，皮膚表面の微細な孔により，皮膚のバリアを突破して薬物を皮膚から体内へと送達するために開発されたものである。固体マイクロニードルは，皮膚内への薬物送達のみならず，一般的な経皮吸収型製剤のように全身への薬物送達にも応用できる。固体マイクロニードルの目的は，皮膚に薬物が通過できるような孔をあけることにあるため，十分な機械的強度が要求される。したがって，固体マイクロニードルの材料としては，シリコンやエポキシ樹脂，メチルエチルエーテルおよび無水マレイン酸の共重合体，ポリメチルメタクリル酸，ポリ乳酸グリコール酸，マルトースのような水溶性の化合物，また金属としてステンレス鋼，チタン，タンタル，ニッケル，セラミックスなど様々な材料が用いられている（表3）。

　代表的な固体マイクロニードルである，シリコンマイクロニードルの調製には，ドライエッチング，ウエットエッチング，さらにこれらの方法を発展させた手法が用いられている。アルカリ溶液を使った結晶性シリコンの異方性ウエットエッチングもまた，マイクロニードルの調製に使われている。

　また，金属のマイクロニードルは，3次元レーザー加工技術，レーザー切断，ウエットエッチング，金属電気穿孔技術などを用いて作られている。金属の薄板を鋭利な針の形にくり抜いて板面と垂直に曲げる加工も用いられ，多彩な形状の針が生み出されている。

表3　固体マイクロニードルの材料

非分解性高分子	シリコン エポキシ樹脂 メチルビニルエーテル／無水マレイン酸共重合体 ポリメチルメタクリル酸
生体内分解性高分子	ポリ乳酸／グリコール酸共重合体 ポリグリコール酸 ポリ乳酸
水溶性物質	マルトース
金属	ステンレス鋼 チタン タンタル ニッケル セラミックス

一方，高分子マイクロニードルには，写真石板技術を応用し，光学的に加工できる高分子が使用され，紫外線による調製も行われる。紫外線加工の可能な高分子に，紫外線を照射しながら回転させて，鋭利な先端を持つ針を作ることもできる。また，X線を利用する加工技術も開発され，これらの技術により，数ミリメートルの長さの針も作れる。さらに光の技術を応用することで，光感受性の樹脂を3次元的に加工することも可能になった。しかしながら，紫外線で加工できる高分子は，シリコンや金属に比べて機械的強度が小さい難点がある。そのため，これらの高分子は，マイクロニードルを作るための鋳型に用いる方法も考案されている。このほかに鋳型として用いられる材料には，ポリビニルアルコールやアルミニウムなどがある。

　さらに，セラミックのマイクロニードルは，鋳型を用いる方法や，光による加工，さらには光感受性高分子との複合体として加工されたものもある。ポリジメチルシロキサンの鋳型やセラミックの沈殿物により，セラミックの懸濁液から固体のセラミックマイクロニードルを調製する方法が報告されている。光感受性高分子とセラミックの混合材料で，精密に位置を制御しながら絞り込んだレーザーを照射して局所的に高分子重合を誘導して，マイクロニードルの先端を加工する技術も開発された。

　皮膚表面に孔を形成することが大きな目的である固体マイクロニードルは，平らな基板上に針を並べ，一度に皮膚表面に押し付ける形状のものが一般的である。一方，ローラーのような円筒状の基板に針を並べたマイクロニードルもある。市販されているマイクロニードルのローラーは，比較的広い面積の皮膚に適用することができる。

3.2.2　コーティング型マイクロニードル

　固体マイクロニードルの発展形として位置付けられているのが，コーティング型マイクロニードルである。コーティング型マイクロニードルは，基盤となるマイクロニードルをコーティングする薬物の水溶液に浸漬する，あるいは薬物溶液を噴霧する方法で調製される。浸漬あるいは噴霧した薬物溶液の乾燥過程において，薬物の針への滞留性を高めるために粘度の高い溶液の使用や，薬物が溶解する際にぬれを高めるために界面活性剤を加えることもある。また，乾燥や保管の際に薬物が分解することを防ぐために安定化剤の配合も行われる。コーティングの工程は複数回行われることもあり，また，針のみにコーティングを施し，針先端に薬物を局在させて針を支える基盤が汚染されないようにするために，針先端を薬物溶液の薄膜に通過させる方法も考案されている。

　また単層のコーティングのみならず，多層のコーティングも行われている。例えば，負に帯電したDNAと正に帯電した高分子を用いて，電気多重層とする方法や，薬物溶液をあらかじめ調製されたマイクロニードルに噴霧する方法もある。

　コーティングに関しては，針表面に均一に薬物を塗布する工夫が必要である。場合によっては，ぬれや展延性を考慮しなければならないこともある。この問題に関しては，塗布する薬物溶液の粘度を上げ，接触角を小さくすることにより，ぬれやコーティング厚を大きくする方法がとられている（表4）。また，コーティング液は，親水性薬物の溶解性を確保するのみならず，皮

第1章　マイクロニードルの基礎

表4　コーティング厚制御に用いられる化合物

カルボキシメチルセルロースナトリウム
メチルセルロース
ショ糖
ヒアルロン酸
アルギン酸ナトリウム
ポリビニルピロリドン
グリセリン
キサンタンガム

表5　安定化剤として用いられる化合物

トレハロース
ショ糖
ブドウ糖
イヌリン
デキストラン

膚内に投与された際に，薬物が速やかに溶出することを考慮しても親水性であるほうが都合がよい。また，コーティング後に完成した針が，皮膚への投与に際して十分な機械的強度を持つことは不可欠な条件である。さらに，コーティングに用いられる溶媒や界面活性剤などの関連物質はヒトへの適用の際に安全なものでなくてはならず，またコーティングする薬物の安定性に影響があるものは望ましくない。加えて，製造過程において環境への配慮もできるような化合物が適している。

コーティング液に使用される界面活性剤には，Tween20やPoloxamerなどがある。界面活性剤は，針表面へのコーティング液の展延性を高め，コーティングの効率を上げるために有効である。また，コーティング厚を確保する目的で，カルボキシメチルセルロースナトリウム，メチルセルロースなどが用いられる。生理活性物質のマイクロニードルへのコーティングでは，トレハロースなどの安定化剤が使用される（表5）。

固体マイクロニードルに，送達薬物のコーティングを施すことにより，薬物を速やかに皮膚から体内へと届けることができるが，この方法の大きな欠点は，ニードルに塗布できる薬物量に限界があり，通常は一回投与用のマイクロニードルあたり1mg以下ともいわれている。

3.2.3　溶解型マイクロニードル

コーティング型のマイクロニードルに対して，皮膚内で完全に溶解して使用後に処理に手間のかかる廃棄物が生じない長所を持つのが，溶解型マイクロニードルである。溶解型マイクロニードルは，糖のような安全で不活性で親水性の材料で作られている。また，溶解型マイクロニードルの場合は，針内部に薬物を封入して，針の溶解に伴って薬物が徐放される設計も可能である。

溶解型マイクロニードルは，水を溶媒として溶解した薬液を微細な鋳型に流し込み，また，鋳

型の中に単量体を流し込み，反応を進行させて高分子化する方法もある。糖の水溶液を鋳型に流し込み乾燥させて調製するようなマイクロニードルは適用後直ちに溶解して薬物を皮膚内に放出する即放性が期待される。一方，ビニルピロリドンやメタクリル酸の単量体の溶液を鋳型に流し込み紫外線照射で重合させる方法も知られている。コンドロイチン硫酸やPVP，PVA，PLGA，デキストランなどを水に溶解し，鋳型に流し込み乾燥させるが，場合によっては減圧乾燥や遠心力を利用して針を作製する。溶解したマルトースを鋳型に注入して冷却することで針を形成させた報告もある。また，N-ビニルピロリドンとメタクリル酸を溶液状態で鋳型に流し込み，紫外線照射で重合させる方法がある。水溶性の高い基剤で調製するマイクロニードルは即溶性が求められるが，一方でポリ乳酸やポリグリコール酸で調製される生分解性高分子のマイクロニードルは，徐放性を期待している。針の形成時に加熱が必要な方法は，熱により分解する薬物に対しては用いることができないが，代わりに超音波により針の表面に付着させる方法も開発されている。超音波の利用により，針への仕込み薬物の分解は最小限に抑えられる。

　タンパクや抗原のような熱感受性化合物は損傷を軽減する方法の一つに，例えば，室温で大気圧下あるいは減圧下で針を調製する方法が挙げられる。カルボキシメチルセルロースで作られる針は，強度低下を招く気泡の残留をさけるために遠心分離が有効である。ヒト成長ホルモンは，コンドロイチン硫酸ナトリウムのマイクロニードルとして減圧乾燥しながら調製される。エリスロポエチンやインスリンは，デキストリンやコンドロイチンのような水溶性高分子にピペットチップを用いて室温で糸状に封入される。

　報告例のあるなかで最も溶解性の高いマイクロニードルでも穿刺してから完全に針が溶解するまでに少なくとも5分は必要である。この時間を短縮するために，矢のような形状の先端を持つ針が設計されている。この針は，穿刺後直ちに，矢の部分が針本体より分離して皮膚深部に残留し，溶解する仕組みになっている。これに対して，生分解性高分子のマイクロニードルは，穿刺後少なくとも数日あるいは数か月にわたって薬物の徐放化を達成する必要がある。ヒドロゲルの微粒子を封入したマイクロニードルでは，1時間以内にヒドロゲル微粒子が膨潤して皮膚内に放出される。

　マイクロニードルは，すべての針が，また針本体のすべてを皮膚内に挿入することは難しい場合も多く，薬物が先端に封入されていることは治療効率を高める手法である。成分の異なる高分子溶液や，微粒子を針先端に多層にコーティングすることで，針先端に薬物を局在させることができる。また，針を支える基板にあえて気泡を作ることで，局在させた針内の薬物が基板へと拡散することを防ぐ方法も考案されている。

3.2.4　中空型マイクロニードル

　マイクロニードルの分類のなかで，より注射の投与形態に近いのが中空型マイクロニードルである。中空型マイクロニードルの大きな役割の一つは，皮膚内や組織内に薬物送達のための通り道を作ることである。皮下注射と同様に，中空型マイクロニードルは薬液を圧力で送達することが可能で，圧力や送液速度を調節すれば，急速単回投与や定速注入など様々な投与に利用できる。

第1章　マイクロニードルの基礎

　中空型マイクロニードルは，微小電気機械システムにより材料から直接製造することができる。そのほか，性質の異なる材質を多層に重ね，薬物貯留層を直接傷つけることなく針を皮膚に穿刺できる形状も開発されている。円筒状や突出型の中空型マイクロニードルの作製のために，二酸化ケイ素マスク，ウエットエッチングおよび深部反応イオンエッチングなどが用いられてきた。シリコンの中空型マイクロニードルの作製に際して，高アスペクト比が得られる等方性エッチング，ウエットエッチングを組み合わせて，鋭利な針の先端を得る手法も開発されている。

　中空型マイクロニードルに適用する液状医薬品の流速を制御するために，シリンジを利用する方法のほかに，精密な作動装置が使われる例もある。医薬品の流量に関しては，CO_2圧，バネ，圧電マイクロポンプ，圧電サーボモータ，シリンジポンプ，微小ギアポンプなどが，単独であるいは組み合わせで用いられる。実際の中空型マイクロニードルに目を向けた場合には，2つの型に分けることができる。一つは，皮下注射を模した単回注入用のマイクロニードルである。もう一つは，複数回投与を目的としたマイクロニードルである。後者は広範に一度に多量の薬物を送達でき，場合によっては皮下注射よりも即効性を期待することができる。しかしながら，一部の針から漏れが生じた場合には，すべての針に均等に圧をかけることができず，流速の制御ができなくなる。

　実際に，30ゲージの皮下注射用の針をシリンジデバイス中に設置して用いる場合には，針をより短いものにすることができる。このデバイスは，マイクロニードルに，薬物を皮膚内に局在させる垂直型プレフィルドシリンジを結合したものである。結果的に薬物溶液の分布は，比較に用いた従来のツベルクリン反応よりも広範になった。このシステムはまた，真皮乳頭層に傷をつけることなく，ツベルクリン注射より，痛みがなくより簡便に投与できることが明らかになった。

　中空型マイクロニードルの大きな利点は，マイクロニードルの形状自体を，投与薬物と独立に考えることができる点にある。また，薬物溶液に関しては，現在臨床で用いられている製剤をそのまま利用することもできる。しかしながら，穿刺に必要な機械的強度だけでなく，薬物溶液が投与の際に漏出する危険性を避けなければならない。また，中空型マイクロニードルは，生体信号を収集したり，精密な投与制御を行うような微小マシンとの連携により複雑ではあるが，次世代の薬物投与システムとして有用性が高いものである。体内への薬物送達とは逆に，ガラスやシリコンのマイクロニードルは，間質液の採取に利用され，また，ステンレス鋼の中空型マイクロニードルは血液の採取に使われる。

3.2.5　マイクロニードルパッチ

　生体適合性材料で作られた基板にコーティング型あるいは溶解型の針が配置されたマイクロニードルパッチは，患者にとって利用しやすい剤形である一方，形状や製造過程により高度な技術や応用性を求められる。添加剤は安全性の高いものであることが必須で，即時溶解なうえ製造過程や保存に際しては薬物を安定に保持できなければならない。また，製造過程では無菌性の確保も必要となるかもしれない。このような条件を考慮した場合には，必然的に金属や非溶解型のマイクロニードルに比較して機械的強度が小さくなる懸念がある。また，マイクロニードル

パッチの場合は，即時性かつ一過性の薬物送達ができる。もし，持効性にしたいと考える場合には，皮膚内に貯蔵層ができてそこから薬物が徐々に放出されるような状況を確立する製剤でなくてはならない。最大の難点は，針にコーティングあるいは封入できる薬物量が非常に少ないことである。具体的には，針1本あたり0.1～1μg程度で，100～1,000本程度の針を有するマイクロニードルとすると投与量としては10～1,000μg程度となる。

3.3 マイクロニードルの選択と適用

　一般的には，マイクロニードルは患者には好意的に受け入れられており，皮下注射に比べて痛みが少なく，組織障害や感染症の危険性が軽減され，それ以上に自己投与できることの有利性が際立っている。薬効発現までに多少時間が必要なこと，費用がかかること，投与量を正確にすること，投与の間違いの際の保障などが当面解決すべき問題である。インフルエンザワクチンの中空型マイクロニードルに関する調査では，大部分の内科医と患者が従来の筋肉内注射に比べてマイクロニードルの大きさが小さいことと同様に免疫効率が上がることを評価している。医者も患者もマイクロニードルによるワクチン接種は，ワクチンの普及に役立つという考えで一致している。また，ワクチンのマイクロニードルに関しては，人口増大が問題となっている開発国を念頭におけば，特別な冷蔵設備や医療器具を必要としないマイクロニードルは，ワクチンの普及には多大な貢献が期待される。

　実際の使用において，非常に関心が持たれるのは投与の際の痛みである。痛みに関しては，150μmの針が400本搭載されているマイクロニードルを皮膚表面に適用した場合，26ゲージの皮下注射の針よりも痛くないとの報告がある。また，マイクロニードルの針の長さは，痛みと密接な関係があり，針の数もまた痛みの発現に関係がある。一方，マイクロニードルの厚みや針先端の角度は痛みに対しては影響が少ない。概して，皮下注射に比べて，マイクロニードルは有意に痛みが少ないと認識されている。針の長さが400μmより短ければ，痛みはないとの報告があるが，中空型のマイクロニードルは，針の挿入時と薬液の注入時に痛みを感じる可能性がある。

　さらに，安全性の面で議論される皮膚刺激性に関しては，一過性の発赤のような症状が認められる場合がある。固体マイクロニードルでは，針の長さが400μmの場合には，200μmよりもより強い刺激性があると報告され，また，別の研究では，発赤は数時間，長くとも一日以内には消失すると報告している。中空型マイクロニードルでは，発赤や浮腫が見られることがあるが，従来の皮内投与の場合でも同様の浮腫が見受けられ，これは炎症反応ではないことが推論されている。皮内投与と異なり，皮膚表面に血液が認められることはほとんどなく，インフルエンザワクチンの中空型マイクロニードルでは，筋肉内投与と比べてより局所的な炎症のみが認められると結論されている。

　マイクロニードルによって作られた孔が，感染を引き起こすかどうかを考えることは重要である。ブタの皮膚による*in vitro*実験の結果から，皮下注射の針の孔と比べて透過した微生物の数は有意に少なく，生きた表皮に到達した微生物はなかったと報告されている。

第 1 章　マイクロニードルの基礎

3.4　将来の展望

　これまで皮膚からの投与を諦めざるをえなかった性質を持つ薬物，とくに水溶性高分子薬物にとって，マイクロニードルは限りない可能性を秘めた剤形である。マイクロニードルは，単に皮膚を経由した薬物の送達にとどまらず，診断薬の注入や近赤外線との組み合わせによる治療まで，ますます応用研究が進んでいる。金属で作られた針が投与の際に折れて皮膚内に残存する可能性などが，安全面での懸念材料として取り上げられ，また，剤形としての歴史が浅く，製剤として承認を受けるうえでの法的体制が整っていないことなど越えなければならない壁は，まだいくつか残っている。それでもマイクロニードルがもたらす医療への貢献は，非常に大きいものであると期待されている。

文　　　献

1) Y.C. Kim, J.H. Park, M.R. Prausnitz, *Adv. Drug Del. Rev.*, **64**, 1547-1568（2012）
2) E. Larraneta, M. McCrudden, A. Courtenay, R. Donnelly, *Pharm. Res.*, **33**, 1055-1073（2016）
3) M. Kearney, E. Caffarel-Salvador, S. Fallows, H. McCarthy, R. Donnelly, *Eur. J. Pharm. Biopharm.*, **103**, 43-50（2016）

4 痛みを感じない蚊の針を模倣したマイクロニードルの設計
― ごみを残さない新しい医療機器の実現 ―

福田光男*

4.1 はじめに（背景）

近年，医療において人体組織に外部から何らかの道具で，正確に低侵襲性で目的組織に到達しようとする技術が求められ，急速に開発されている。中でも，目的組織に完全にナビゲートされ，正確に位置挿入することが製品に求められているが，未だ達成されていない。最も表皮から浅い位置にある表皮および深い位置にある筋肉組織に1 mm以下の単位で正確に到達する医療機器はない。

これまでの技術では，生体組織に刺すという行為に対する物理的手技は，鋭く尖った上，良く研磨された刃物が必要とされてきた。そのほとんどが手動で使用されている金属製針（Lancet, Needle）である（写真1）。

現在，開発されているマイクロニードルについては，ほとんどが先端を鋭角に尖らせることと立体錐状の剣山型のものが多く，金属製注射針に比べ物理的な針機能を完成しているものがない。また原材料の生物学的安全性と物理的安定性に対して多くの課題が残っている。したがって，マイクロニードルは開発品にとどまり，医療機器として承認されるには非常に厳しい現状である。

我々は世界初の植物由来の樹脂製穿刺針を開発し，ピンニックス®ライトという商品名で厚生労働省の承認許可を取得し，既に国内外に純日本製の医療機器として販売している（写真2）。

その開発から製品化に関連し，マイクロニードルに必要なコンセプトと設計を紹介する。

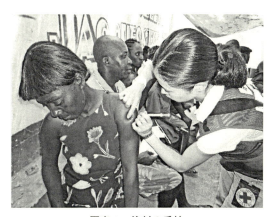

写真1　注射の手技

---

* Mitsuo Fukuda　㈱ライトニックス（Lightnix, Inc.）　取締役

マイクロニードルの製造と応用展開

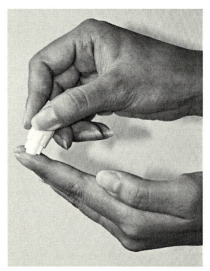

写真2　ピンニックス®ライト

4.2　これまでの刺さることの基本構造：従来の概念での針構造

　人類が手にした道具，古代の石器から見るに刺さること自体が，固いもので組織および細胞を切裂くことによるものだと経験的に考えられてきた。この切裂くという行為が，人体にとって，痛みの発生とともに，心身ともに大きな苦痛を伴う要因になっている。とりわけ医療において使用される医療機器で最も多く使用されているのが金属製注射針である。誰しも，注射針への恐怖と痛みを感じながら，その苦痛に堪えた経験を持っている。その注射針の構造を見るに，針管と針基に分かれ，針管の両端を通じ中空になっている。針管の針先は，筒状円柱を斜めに先細め鋭角を示し，両側に鋭利な刃を持たせた形状を成す（図1）。主にステンレス管が用いられ，鋭利な針先形状は切削および研磨で加工されている。その加工に伴いホゾという構造を持つことになり，刺さることと同時に両側の刃で切裂き，鑿を使用したようにホゾ部で再度切裂くことになる（図2）。次に刃の部分が刺さった後，さらに円柱部分（針管）が挿入されることになる。その際，組織および細胞と円柱部分との接触面に抵抗が生じる。この抵抗は切裂かれた傷を強く擦ることになり，痛みを増すことに繋がる。この抵抗は，円柱部分の面を磨けば磨くほど増加するため，抵抗をなくすため表面にシリコン油が添加されている。

　つまり，既存の注射針は，たとえ針先が刺さる瞬間痛点を避けても，生体の組織細胞を切裂く2つの作用点と擦るというズレを生じ，生体に持続的な痛み（ジーン感）を強く感じさせる要因になっていると考えられる。金属製注射針にとって，この動作が不可欠となる。その理由は中空

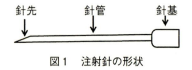

図1　注射針の形状

第1章　マイクロニードルの基礎

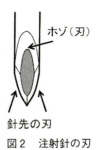

図2　注射針の刃

の部分が生体に完全に挿入されていないと薬液の注入や血液などを採取することができないからである。

4.3　バイオミメティックスからの考察

　生体組織に刺さるという現象は，切裂くこと以外にも物理的な原理が，自然界には見出せる。その主なものは，①蚊の生態として，人から吸血する際の蚊の針，②植物のとげ，③動物の毛，などである。特筆すべきは，蚊の針[1]であり，まず表皮を破り，毛細血管を探査し，血管壁を破り，血管内に押し入って，血管に沿って曲がることにより，蚊は自分の体内に約2 mlの血液を吸い上げるという驚くべき生態である。ただし蚊の針は，先がとんがっているが，鋭利な刃物を持っているとは考えにくい（写真3）。

　またバラのとげは固いが蚊の針や動物の毛はそれほど硬度のあるものではなく，触れれば折れ曲がってしまうと考える（写真4）。

　なぜ，蚊の針は人体の表皮を破ることができ，痛みを感じる深さまで刺さるが痛みをほとんど感じないのか，その原理については十分に解明できないが，我々は生態の構造・形を真似[2]することが最も近道だと考えた。その過程で，傷口が小さく，確実に穿刺でき，痛みを軽減する形状の特異性を見出すことができた。

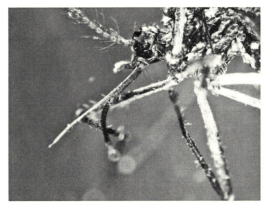

写真3　蚊の針

マイクロニードルの製造と応用展開

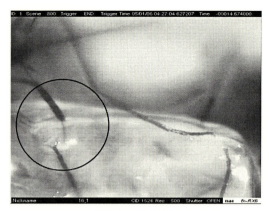

写真4　蚊の針先

　さらには，最も難しいとされる皮膚表面の浅い位置に穿刺することをも確立させることにも成功した。この目的の深さ位置にも刺さっていることが重要なポイントと考える。
　したがって，我々は，従来の刺さるという物理的な概念とまったく異なる方向で，原材料から製品の生産まで，すべてにおいて自然に学んだバイオミメティックス（biomimetics）[3]の応用から設計を行ってきている。

4.4 マイクロニードルの現状

　とにかく，マイクロニードルというと剣山型を示すようになってきているが，もともとは極細で単一のモノから発展していると考える。
　過去約二世紀にわたって使用されている金属製注射針は，痛みを軽減するために，痛点に当たらないように，針径をより細くすることに注力され，現在0.12 mm（36G）のマイクロニードル製品が販売されている。しかし，いくら径を細くしても痛点に当たれば痛みを感じる。このことは鍼灸の針においても痛みを生じることがあることで理解できる。
　さらには，注射針の径を細くすると，薬液注入する際の押し圧が高くなることと注入時間が長くなることを嫌う被験者も多いと聞く。
　注射針による人の痛みに関しては，人の感覚であり，個人差も大きく関係し，具体的に痛みを数値化して測定できない点にも注意することも必要である。
　これまで開発されているマイクロニードルにおいては，この点についてどうかというと，ほとんどが穿刺される深さが0.5 mmにも達しないことで，当然痛点に当たらない深さ状態であり，圧迫された感覚はあるが，痛みに対しての課題は何らか解消されていると考える。しかし，穿刺深が1 mm以上になると痛みを生じることは避けられない。
　剣山型を含め，金属製注射針以外で開発されているマイクロニードルを文献など[4]で見るに先端形状は円錐状の鉛筆の芯を削った形をしている。人の組織には外部からの侵襲（紫外線，病原体，化学・物理的刺激）を防御する角質層および扁平上皮が存在する。

第1章 マイクロニードルの基礎

ところで,人体の皮膚はしなやかな弾性を持つ組織であり,柔らかい弾性を持つ皮膚にはマイクロニードルの円錐状の部分が,そう簡単には刺さらない。それより凹むだけであり,皮膚を破り,穿孔することが難しいと考える。弾性あるものに対して穿孔することは容易でないことも,これまでの見地[5]で示されている。

針径を細くし,針先端部を鋭角にすることだけでは,材料を金属以外に確実に対応できる素材が見当たらなかったことも現実である。

海外ではシリカを使った剣山型ワクチン投与用の製品が開発されているが,日本では許認可が取れていない。

4.5 マイクロニードルに必要な設計

ここで,針先とその後部の構造について,説明を加える。

針先の形状,特に針先角度は鋭角が良いかどうかである。金属針は刃物を作るためと加工上で鋭角にする必要があることは述べた。この鋭角にする必要があるかどうかについては,我々は針先だけでなく針の機能する全体構造について検討した結果,鈍角であっても生体に穿刺することが分かった。

皮膚に穿刺するためのモデルとして,粘弾性体積変形とせん断変形を考慮しANSYSを用いその解析をも行った。その結果,まず皮膚がせん断する瞬間までは,先端角度の鋭い方が位置ずれを起こしにくいことが分かる(図3)。しかし,せん断する際には鈍角の方がせん断は確実であり,針管まで穿刺されるには,鈍角の方が有利となる(図4)。

次に,各断面と稜線について,屈曲面を極力平面に設計することで,組織細胞との接触面積を少なくする工夫が必要であると考える。その最も効果的なものは,針管を曲面にせず平面とその

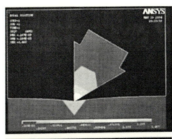

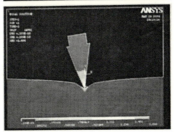

図3 鈍角と鋭角の違い

重なる稜線にギザギザ形状の立体構造を持たせ，その頂点だけが抵抗になるように設計することにある（図5）。

つまり，切裂くことなく，組織およびその細胞を押し広げることにより穿刺される技術「蚊の針のバイオミメティックス」の応用から実用化することができる。

しかし，円錐状のマイクロニードルについては，如何に径を細くしても，水平垂直方向に大きな曲面および垂直方向に拡大する角度を持つことになる（図6）。結果，どの方向に対しても断面面積は大きくなり接触抵抗が増大するため，組織およびその細胞を避けながら押し入って穿刺することができるとは考えにくい。さらに，強く押し付ければ，座屈した大きな傷を残すことになる。材料によっては針先が折れ曲がる。特に針管のない円錐部だけのマイクロニードルでは，穿刺できなく錘状の凹型の窪みを作るだけにとどまることが予測される（写真5）。

また，剣山型マイクロニードルにおいては，複数のマイクロニードルによる皮膚との総抵抗力が増加し，単体のマイクロニードルに比べ，強く圧迫穿刺する力が必要になる。

剣山型マイクロニードルでは，穿刺時の皮膚に対し平均的に安定した状態を作ることができない。例として，BCG接種に使用されている管針では，9本のペンシル型金属針がシンメトリックに配列されているが，皮膚の粘弾性の影響を受け，歪みを生じて，平均的に刺さることがない。管針の使用には特に押し付け方法が説明され，穿刺確率を計算され2回スタンプするようになっている（図7）。

今後の剣山型マイクロニードル開発には，皮膚に対し穿刺方向の横ブレせずに，垂直に穿刺す

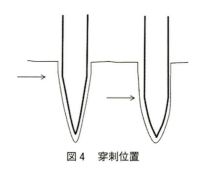

図4　穿刺位置

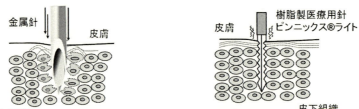

蚊の口を真似して針先をギザギザに。
→面抵抗を減らし痛みを軽減

図5　抵抗を軽減する原理

第1章　マイクロニードルの基礎

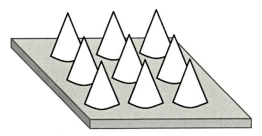

図6　剣山型マイクロニードル

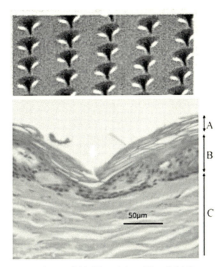

写真5　剣山型マイクロ針の穿刺痕

るシステムが第一の条件であるように考える。

　この現状の状態から考察すると，マイクロニードル自体の原材料はステンレス以外にないようにも見える。その課題に対しては，これまで記述してきた人体に穿刺できるための全体的な構造設計を取り入れることによって，新たな原材料[6,7]の選択範囲が拡がると考える。

　我々は，これまで人体に安全である生分解性樹脂の中から数種類を選択し，ワクチン投与用樹脂針を開発した結果，確実に経皮的に穿刺されることを確認し，実用化の可能性を見出した（写真6）。最終的には植物由来（でんぷん）の生分解性樹脂である100％ポリ乳酸を特定し，独自開発の超微細射出成形加工技術で生産している。

4.6　これからのマイクロニードルにとっての重要性

　現在，素晴らしい画期的な医療機器を開発しても，それが使用され汚染された廃棄物となり，廃棄処理について大きな課題を残してきている（写真7）。

　第一に，ディスポーザブル（使い捨て）医療機器製品が，大量消費されてきていることであり，

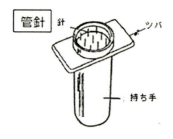
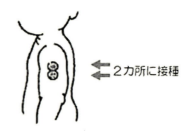

図7　管針

それに伴い急激な勢いで汚染された廃棄物[8～10]が増えている。

　第二に，使用された医療機器が，汚染された廃棄物となり，針刺し事故などの二次感染症[11～14]の汚染源になっていることである。その多くは，注射筒（シリンジ）・注射針・カテーテル・メスなどであり，これらはポリプロピレンなどの石油由来プラスチックおよびステンレスが原材料として用いられている。

　この問題解決には，生分解性樹脂を使用したマイクロニードルが大いに役立つと考える。

　中でも第二の課題について，ピンニックス®ライトは刃物を持たないため，針先を触っても刺さらず，人体を傷つけることがない。それゆえピンニックス®ライトは針刺し事故などを防止できる完成されたマイクロニードル[15]と確信する。

　マイクロニードルにとって，刺さるための針形状でなく，穿刺することができる穿刺システムを製品に取り入れ，穿刺後マイクロニードルが完全に格納され，再使用されることのない設計も開発設計には重要であると考える。

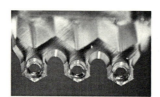

開発中のワクチン用針

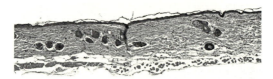

確実な穿刺痕250μm（マウス）

写真6　ワクチン投与用樹脂針とその穿刺痕

第1章　マイクロニードルの基礎

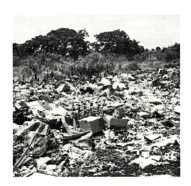

写真7　使用された医療廃棄物

4.7　今後の展開

今後とも我々は，使用された医療機器が廃棄された際，医療機器をごみの形に残さない継続循環型のまったく新しいサステナビリティー時代を目指し，鋭意努力する。

我々の将来の開発目標は，針ごと薬ごと，体内で吸収されてしまうような，必要量だけを目的部位に置いてくる留置型ミサイルとしてしまうインプラント型カプセル，まったく新しいドラッグデリバリーシステムの実現である（図8）。

4.8　まとめ

我々の開発では，樹脂針にはポリ乳酸という単一の生分解性材料を用い，使用された後の廃棄についても，「ごみの形を残さない」ということの第一歩の夢の実現を果たしたと考える。

生物模倣技術"バイオミメティックス"が我々人類と自然環境に大いに役立つことであるが，単に，それが生物の構造やその機能を製品開発に活用するだけでなく，用いる原材料とその製品が廃棄された後始末まで考えたサステナビリティーの必要性を提案する。

21世紀において，マイクロニードルの研究開発がより進み，安全で低侵襲性で，より効果の高い医療に貢献する実現を切に願う次第である。

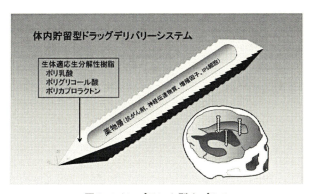

図8　インプラント型カプセル

マイクロニードルの製造と応用展開

追記
写真1，7は熊本赤十字病院 国際医療救援部のご厚意で提供していただきましたこと，感謝いたします。

文　　　献

1) J.C. Jones, *Sci. Am.*, **238**, 112-120 (1978)
2) M.K. Ramasubramanian *et al.*, *Bioinspir. Biomim.*, **3**(4), 046001 (2008)
3) J.M. Benyus, Biomimicry: Innovation Inspired by Nature, William Morrow, New York (1997)
4) D.V. McAllister, *PNAS*, **100**(24), 13755-13760 (2003)
5) S.P. DiMaio, *IEEE Transactions on Robotics and Automation*, **19**(5), 864-875 (2003)
6) B. Říhová, *Advanced Drug Delivery Reviews*, **21**(2), 157-176 (1996)
7) V. Krikorian, D.J. Pochan, *Chem. Mater.*, **15**, 4317-4324 (2003)
8) 厚生労働省, 2012年薬事工業生産動態統計
9) Freedonia Group, World Medical Disposables (2014)
10) Espicom Business Intelligence, Worldwide Medical Market Forecasts to 2017 (2012)
11) CDC, Guideline for Disinfection and Sterilization in Healthcare Facilities, 2008
12) CDC, *MMWR*, **38**, 818-821 (1989)
13) WHO, Sharps injuries, Environmental Burden of Disease Series, No. 11, Geneva 2005
14) WHO, Urgently needed: rapid, sensitive, safe and simple Ebola diagnostic tests, Ebola situation assessment, 18 November 2014
15) 福田光男, 化学工学, **71**(1), 54-57 (2007)

Title：
The design of the biodegradable polymer microneedle in imitation of the mosquito's sting in painless. ―The biomimetics helps the new sustained medical device which does not leave garbage―

Abstract：
So far, most of disposable medical devices have been made of petrochemical plastics and stainless steel. This report introduces the new sustained medical device made of biodegradable polymer, polylactic acid, along with the background of its development. And then our design and the structure are constructed by the special biomimetics. This biomimetics' way will makes up our good QOL and realizes a sustainability.

第2章　マイクロニードル製造技術と穿刺評価

1　蚊を模倣したマイクロニードルの開発

青柳誠司*

1.1　はじめに

　人間は蚊に刺されてもほとんど痛みを感じない。蚊の穿刺が低侵襲で痛みが少ない理由は，機械的には針の直径が30～60μmと非常に小さく，皮膚の痛点を避けやすいこと，針が独特のギザギザ形状をしていることであると言われてきたが[1]，詳しい穿刺メカニズムは明らかになっていない。生化学的には，蚊の唾液に麻酔効果があることが報告されている[2]。これらのうち機械的な側面に着目し，針を細くすることで無痛針を実現しようという研究が，単結晶シリコン[3]，金属[4]，ポリマー[5]を材料として多数行われてきた。製品レベルでも，プレス加工を用いた直径180μmの金属製の微細針が近年商品化されている[6]。これらの針において痛みが低減されたことが一部報告されているものの，単純に針を細くするという手法だけでは未だ完全な無痛針は実現されておらず，さらなる痛みの軽減の余地があるものと思われる。

　筆者は，針の細さ以外に，針の形状，針の刺し方が蚊の穿刺の痛みの低減に寄与しているのではないかと考え，蚊の針の詳細な形状観察，蚊の穿刺動作の詳細観察を行ってきた。本稿ではこれらの結果について紹介するとともに，蚊を生体模倣することにより作製したマイクロニードルについて紹介する。

1.2　蚊の針の構造と穿刺動作

　筆者の研究室で撮影した蚊の針の電子顕微鏡（SEM）写真，および蚊の針の構造の模式図を図1に示す[7,8]。蚊の針は1本ではない。血液の通り道である上唇，唾液の通り道である咽頭，大顎2本，小顎2本の合計6個の器官が口針を構成し，口針が鞘状の下唇に納まる構造を有する。小顎の先端には鋸歯状（ギザギザ状）の突起がある。これら各器官がそれぞれ有機的に働いて痛みの少ない穿刺が行われているものと思われるが，未だその穿刺メカニズムは正確に解明されていない。

　蚊の針の動作を詳細に解明するため，高速度カメラと長作動距離拡大レンズを使用して蚊の穿刺動作を撮影した。穿刺対象として皮膚と機械的な特性が同等な透明な樹脂を利用することにより[9]，人間の不透明な皮下で蚊の針がどのような動きをしているのかを模擬観察できるようにした。

　その結果，蚊が上唇と一対の小顎を交互に突き出すように協調動作させながら，徐々に皮膚の

---

　*　Seiji Aoyagi　関西大学　システム理工学部　機械工学科　教授

マイクロニードルの製造と応用展開

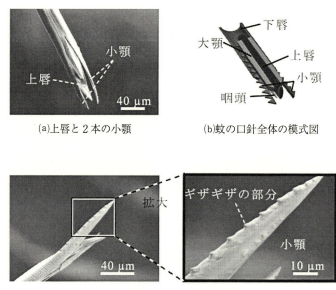

(a)上唇と2本の小顎　　(b)蚊の口針全体の模式図

(c)小顎およびその先端の拡大図
図1　蚊の口針のSEM画像および模式図

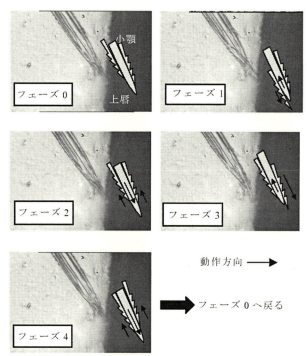

図2　高速度カメラで捉えた蚊の穿刺動作
上唇と小顎を交互に前進させている。小顎は上唇が進む際の足場の役割を果たす。

奥へと針全体を穿刺していることが確認された[10]。この様子を図2に示す。その結果，小顎先端に存在する鋸歯状の突起が穿刺の際に以下のような役割を果たしていると考えられる：①鋸の刃のように皮膚を切り裂く，②小顎が前進する場合，突起先端付近のみで針が皮膚と接するので，接触面積が減少する。これに伴い接触抵抗が低減される，③小顎が後退する場合，皮膚に鋸歯状の突起が食い込み，上唇の前進を補助する足場（アンカー）となる。高速度カメラによる観察結果により推定される蚊の穿刺メカニズムを図3に模式的に示す。

1.3 有限要素法による穿刺動作のシミュレーション

撮影結果を受けて，蚊の上唇と小顎を交互に突き出す動作を有限要素法シミュレーションで再現することにより，蚊の穿刺動作のメカニズムを検討した[11,12]。

1.3.1 解析モデルと解析手法

解析対象のモデルを図4に示す。上唇モデルは外径30μm，内径20μmの円筒の先端に高さ100μmの円錐を付加した形状になっており，小顎モデルには高さ2～5μmの鋸歯状突起が存在する。解析には，陽解法有限要素法解析ソフトウェアであるLS-DYNAを用いた。

1.3.2 シミュレーション結果

3本の口針を協調振動（交互振動）させながら穿刺した場合と1本の口針（上唇のみ）を振動させながら穿刺した場合の針にかかる荷重を評価した。また，3本の口針を協調振動（交互振動）させながら穿刺した場合と，同時（同位相）振動させながら穿刺した場合の穿刺対象にかかる荷重も評価した。解析により得られた針の穿刺時のフォンミーゼス応力の分布を図5に示す。また，3本針を協調振動（交互振動）させた場合と1本針を振動させた場合のそれぞれの針にかかる荷重を図6に示す。さらに，3本針を協調振動（交互振動）させた場合と同時（同位相）振動させた場合の穿刺対象にかかる荷重を図7に示す。

この結果より，3本針を協調振動（交互振動）させながら穿刺した場合の針にかかる荷重はすべての針において1本針を振動させながら穿刺した場合の針（上唇）にかかる荷重よりも小さくなる（上唇同士を比較すると3本針の場合は1本針の場合と比較して最大約44％小さくなる）こ

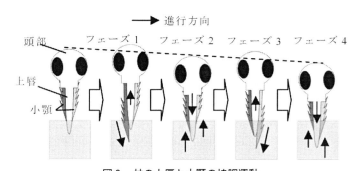

図3 蚊の上唇と小顎の協調運動
頭部と3本の針はフェーズ1～4を数Hzで繰り返しながら徐々に下方へ進行する。

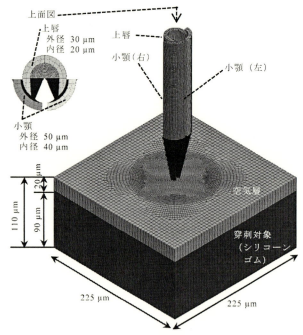

図4　有限要素法シミュレーションの解析モデル
蚊の小顎と上唇の協調動作による穿刺の際に人工皮膚に発生する応力を解析する。

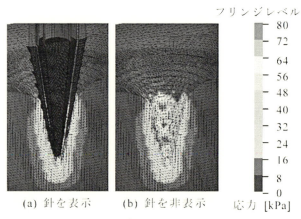

図5　シミュレーションで得られたフォンミーゼス応力分布の例

とが確認できる．また，3本針を協調振動（交互振動）させながら穿刺した場合の穿刺対象にかかる荷重は同時（同位相）振動の場合と比較して最大約23％小さくなることが確認できる．

1.4　超高精度光造形によるマイクロニードルの作製

筆者らはMEMS（Micro-Electro-Mechanical Systems）技術を援用して，蚊の針を模倣した

第2章 マイクロニードル製造技術と穿刺評価

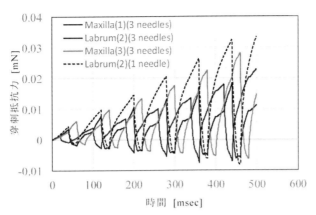

図6 3本の針（上唇，小顎2本）を用いた場合（実線．上唇は灰色）と1本の針（上唇）のみを用いた場合（破線）のそれぞれの針に加わる応力の推移
上唇同士を比較すると，3本を用いた方が，抵抗力が低減されている。

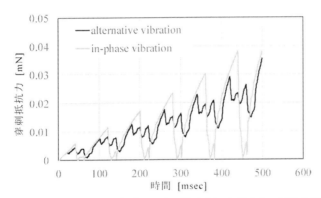

図7 3本の針（上唇，小顎2本）を交互に振動させながら穿刺した場合と，同じ位相で振動させながら穿刺した場合の穿刺対象に加わる応力の推移
交互振動の方が，抵抗力が低減されている。

低侵襲性のマイクロニードルを開発してきた。これまでに開発したニードルとして，単結晶シリコン[13]，金属（Ni）[14]，ポリマー（ポリ乳酸；PLA）[7]製の針がある。しかしながら，これらの針では，蚊の口針の正確な3D形状を模倣できていない。MEMS加工は，2.5次元形状（平面内パターンを深さ方向へ転写した形状）の加工は可能であるが，真に3次元の形状の作製が困難であるからである。この問題に対して，精度$0.2\,\mu m$の超高精度光造形装置（ナノスクライブ社製 Photonic Professional GT）が関西大学に納入され，真の3次元形状を得ることが現在可能である。この装置はレーザスポットを感光性ポリマー内でスキャンさせて対象物を得る。

1.4.1 蚊の上唇と2本の小顎を模倣した3本一組の針の作製（蚊の忠実な模倣）

蚊の上唇と一対の小顎を忠実に模倣した3本一組の微細針の3D-CADモデルを作成した（図

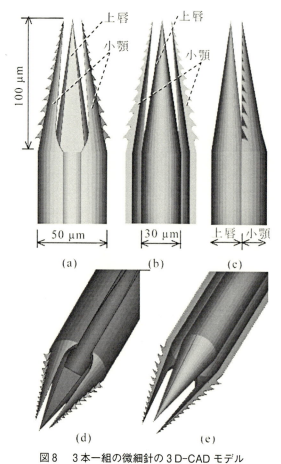

図8 3本一組の微細針の3D-CADモデル
蚊の上唇と小顎の形とサイズを忠実に模倣. (a)正面図, (b)背面図, (c)側面図, (d)斜視図（表）, (e)斜視図（裏）

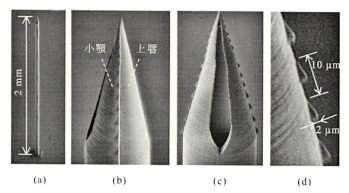

図9 3次元光造形装置"ナノスクライブ"を用いて作製した蚊の上唇および小顎を模擬した3本一組の微細針のSEM像
(a)全体, (b)先端側面, (c)先端正面, (d)鋸歯状突起拡大

第2章 マイクロニードル製造技術と穿刺評価

8)。上唇を模擬した針は外径30μm，内径20μmの円筒形状になっており，先端から長さ100μmの部分が先鋭化されている。また，流体の出入口となる楕円の穴が存在する。一方，小顎を模倣した針の断面は外径60μm，内径50μmの円筒を1/4だけ切り取った樋形状になっている。先鋭化された先端の外側には鋸歯状突起を付加した。

実際にマイクロニードルの作製を行った。描画条件および現像条件を最適化した結果，最大で高さ2mmのマイクロニードルを作製することに成功した[15]。結果を図9に示す。

1.4.2 半割状の針を2本組み合わせた針の作製（成形可能）

光造形法には，加工速度が遅いという問題点があり，使い捨てを前提とした採血針の作製方法として適切とは言えない。この問題点は，作製したマイクロニードルを母型として，それにメッキを施して離型することにより鋳型を作製し，それを用いて射出成形によりポリマー製の針を得る，または電鋳法により金属製の針を得ることで解決する。しかしながら，3本一組の針のうち，蚊の上唇を模擬した中空形状の中央の針は，鋳型を作製することが困難である。もしそれが作製できたとしても，成形後に製品をそこから取り出す（離型する）ことが困難である（図10(a)）。

この問題を解決するため，筆者らは転写が容易で，かつ蚊の上唇と小顎の機能を保持したマイクロニードルを提案した。このマイクロニードルの概形および各寸法を図11に示す。円錐状に先鋭化された1本の中空マイクロニードルを長手方向に半割にした構造を有している。先端以外の部分は樋形状になっている。先端側面には蚊の小顎と同様の鋸歯状突起を付与した。この半割針単体では中空構造になっていないため，成形加工により比較的容易に形状を転写可能である（図10(b)）。この半割状態のマイクロニードルを2本結合させることで，1本の中空マイクロニードルとして使用する。側面に開いた穴を通して液体の吸引／吐出が可能である。また，半割針を結

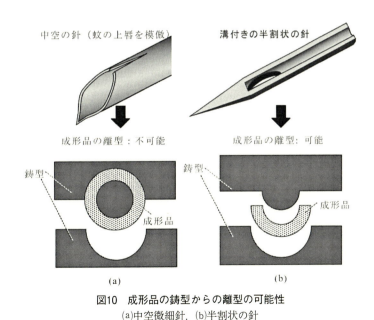

図10 成形品の鋳型からの離型の可能性
(a)中空微細針，(b)半割状の針

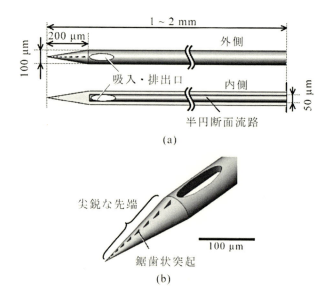

図11 半割状マイクロニードルの概略図
(a)全体像,(b)先端付近の拡大図

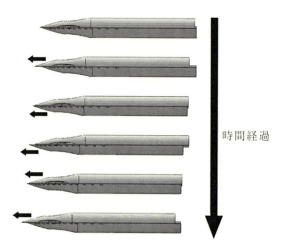

図12 提案する半割状マイクロニードルの穿刺動作
2本の半割針を組み合わせて交互に振動前進させる。

合した後でも図12に示すように蚊の小顎の動作と同様に,各針を交互に前進させることも可能である。

1.4.3 半割状マイクロニードルの作製および評価結果

図11に示した半割状マイクロニードル(長さ1mm)を,光造形装置を用いて実際に作製した[16]。このマイクロニードルの電子顕微鏡(SEM)像を図13に示す。作製した半割針を2本組み合わせた中空マイクロニードルについて,その穿刺試験を実施した。穿刺対象にはPDMS製

第2章　マイクロニードル製造技術と穿刺評価

の人工皮膚（ヤング率0.4 MPa）を用いた。穿刺動作としては，図12に示す協調振動モードの他に，2本の針を同相で振動させる振動モード，振動を与えずに前進させるモードの3種類を採用した。

　穿刺結果の一例として，交互振動させながら穿刺した際のマイクロニードルの様子を図14に示す。また，マイクロニードルが表面から0.8 mmの深さまで穿刺された時点での，人工皮膚にかかる穿刺抵抗力を図15に示す。この図より，2本の針を協調振動させながら穿刺した場合に，最も穿刺抵抗力が小さくなることが分かる。

　最後に，半割針を組み合わせた中空マイクロニードルを人間の血液の液滴に挿入し，毛管力により血液を吸引可能であるかを確認する吸引実験を行った。その結果を図16に示す。血液の吸引

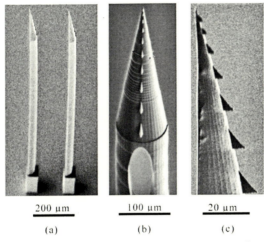

図13　作製した半割状マイクロニードルのSEM像

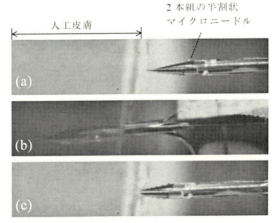

図14　2本の半割状マイクロニードルを用いた穿刺実験結果
(a)穿刺直前，(b)穿刺中，(c)穿刺後

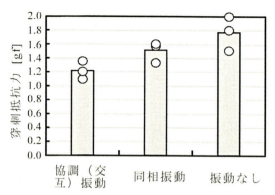

図15 半割状針を組み合わせた中空マイクロニードルをPDMS製人工皮膚に深さ0.8 mmまで穿刺した時点での穿刺抵抗力
図中の○は各測定値を,棒は平均値を表す。

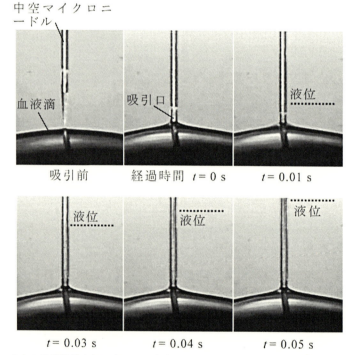

図16 2本の半割状針を組み合わせた中空マイクロニードルを用いた血液吸引実験結果

に成功し,その吸引速度は0.025 µL/sであった。糖尿病の検査に必要な血液量は0.3 µLとされているため,採血に必要な時間は12 sであり,現実的な時間で採血を終了させることが可能である。

第 2 章　マイクロニードル製造技術と穿刺評価

1.5　まとめ

　蚊の穿刺行動の観察を行い，血液を吸引する中空の上唇と，その両脇の先端がギザギザ形状をした小顎の合計 3 本の針が，交互に振動しながら皮膚に徐々に刺入していくことを解明した。アカデミックな側面として，蚊の穿刺メカニズムの究明にも FEM を用いて取り組んだ。皮膚が破壊されていく様子をシミュレーションすることは難易度の高い非線形問題である。まだ改善すべき点があるとはいえ，これに成功したことは大きな成果であると考える。生体模倣は，生体の動作のメカニズムを解明し，そのエッセンスを抽出し，工学的に実現する研究分野であり，無闇に忠実にレプリカを作る必要は必ずしも無い。このことも考慮して，針の本数を 3 本から 2 本に減らし，2 本の樋状の針を組み合わせて中空部分を設け，液体が流通できる状態を保ちながら，蚊と同様に交互振動することが可能な鋸歯状の針を提案した。超高精度 3 D 光造形装置によりこの針の作製に成功した。

　現在は，この針の転写により生体適合プラスチック製の針の成形加工に取り組むとともに，実験動物（マウス）を用いて，作製した針の穿刺性能，採血性能の評価実験に着手している段階である。

謝辞

　本研究は㈳日本学術振興会の科研費（26249031）の助成を得た。本研究は文部科学省私立大学戦略的研究基盤形成支援事業より研究課題「3 次元ナノ・マイクロ構造の創成とバイオミメティクス・医療への応用」（平成27年～平成31年）として支援を受けた。本研究は平成27年度関西大学先端科学技術推進機構の研究グループ助成より，研究課題「生体適合材料のナノ・マイクロ加工と医療への応用」として支援を受けた。

文　　献

1)　池庄司敏明，蚊，p. 189，東京大学出版会（1993）
2)　H. Isawa *et al.*, *J. Biol. Chem.*, **277**, 27651（2000）
3)　K. Najafi *et al.*, *J. Biomed. Eng.*, **37**(1), 1（1990）
4)　S. Chandrasekaran *et al.*, *J. MEMS*, **12**(3), 281（2003）
5)　S. J. Moon *et al.*, Tech. Digest Transducers '03, p. 1546（2003）
6)　https://www.terumo.co.jp/medical/equipment/me104.html
7)　S. Aoyagi *et al.*, *Sensors and Actuators*, **A143**, 20（2008）
8)　S. Aoyagi *et al.*, proc. 2012 IEEE/RSJ Int. Conf. Intelligent Robots and Systems（IROS 2012），p. 2295（2012）
9)　高柳弘輝ほか，日本機械学会第 4 回マイクロ・ナノ工学シンポジウム講演論文集，CDROM P-OS3-6（2012）
10)　H. Izumi *et al.*, *Sensors and Actuators*, **A165-1**, 115（2011）

11) 長嶋利夫ほか, 日本機械学会第28回計算力学講演会予稿集, p. 170 (2015)
12) 山本峻己ほか, 2016年度精密工学会春季大会予稿集, p. 311 (2016)
13) H. Izumi *et al.*, *IEEJ Trans. Electrical and Electronic Eng.*, **3**(4), 425 (2008)
14) 黄志豪ほか, 電気学会論文誌 E, **131**(11), 373 (2011)
15) M. Suzuki *et al.*, *Int. J. Automation Technology*, **9**(6), Au9-6-7629 (2015)
16) M. Suzuki *et al.*, Tech. Digest Transducers '15, p. 121 (2015)

2　エッチング及びモールド加工技術を用いたマイクロニードルの開発

式田光宏*

2.1　はじめに

本節では半導体微細加工技術を応用展開したMEMS（Micro Electro Mechanical Systems）技術によるマイクロニードル作製技術について概説する。具体的には，MEMS加工技術によるマイクロニードル開発の経緯を述べるとともに，MEMSエッチング及びモールド技術を用いたマイクロニードル開発事例を紹介する。

2.2　MEMS加工技術によるマイクロニードル開発の経緯[1~3]

半導体加工技術を応用展開したMEMS技術は，電子回路，機械構造体，物理・化学量センサ，アクチュエータなどの電気機械要素の微細化・集積化を可能とすることから，産業・医療システムを高機能化・高付加価値化へと導く次世代基盤技術として位置付けられている。歴史的には，1960年代頃から機械構造体を作製するための要素技術が生み出され，1970年代にはISFET（Ion Sensitive Field Effect Transistor），ガスクロマトグラフィー等のMEMSデバイスが出現し始めた。1980年代後半になると髪の毛の直径と同じ大きさのマイクロモータが実現され，その後，MEMS技術は，急速に自動車，情報，医療など多種多様の分野へと広がり，今ではマイクロナノ領域における基盤技術へと成長を遂げている。MEMS技術を用いた医療用マイクロニードルについては，1980年代半ば頃から神経用インターフェイス[4~10]が開発され，1990年代後半からは経皮剤[11~29]，採血用[30~33]として展開している。MEMS技術を用いた代表的なマイクロニードル作製方法を図1に示す。またその詳細を以下に示す。

2.2.1　Si製マイクロニードル加工プロセス[1,2]

Si製マイクロニードルは，MEMS技術により最初に開発されたマイクロニードルである。材料としてMEMS加工技術との整合性に長けた単結晶Siが用いられ，かつ標準的なMEMS加工プロセスでマイクロニードルを作製する加工プロセスである。具体的には，先ず(1)フォトリソグラフィーでSi基板表面に二次元加工形状を入力し，その後，(2)エッチングにてSi基板を選択的に除去し，Si基板上に微細かつ先鋭なニードル構造体を作製する。エッチング工程には，アルカリ性水溶液を用いたウエットエッチングと，反応性ガスによるドライエッチングとの二種類がある。何れも高アスペクト比のニードル構造体を実現するために異方性エッチングを用い，エッチングマスク下で生じるアンダーカットを利用して作製する。一般に，ウエットエッチングは安価で簡便であるが，結晶異方性エッチング（単結晶Si基板の結晶方位によりエッチング速度が異なることを利用して構造体を作製する）を用いてニードル構造体を作製するために，実現可能なニードル形状に限りがある。特に，高アスペクト比のニードル形状を高密度でしかもアレイ状で実現することが難しい。一方，ドライエッチングは，高アスペクト比のニードル形状を高密度

＊　Mitsuhiro Shikida　広島市立大学　情報科学研究科　医用情報科学専攻　教授

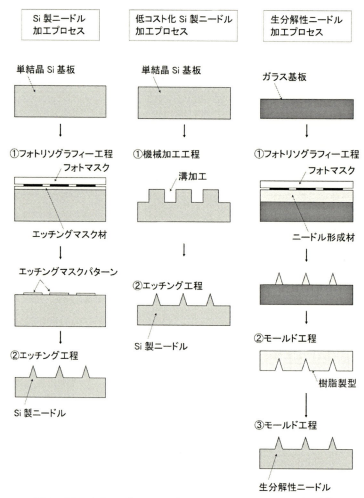

図1　MEMS加工プロセスによるマイクロニードル作製方法[1,2]

にアレイ状で作製でき，しかもエッチング工程を複数回行うことで複雑なニードル形状を作製できる。このため1990年代後半から2000年代半ばにかけて，米国（Georgia Inst. Tech.）[12]，スウェーデン（Royal Inst. Tech.）[19〜22]，ドイツ（U. Freiburg）[23,24]等から，経皮剤応用を目的とした様々なマイクロニードルが開発された。また，経皮剤応用以外に採血応用を目指したマイクロニードルも実現された[30,31]。なお，ドライエッチングは，上記のようにニードル加工形状に対する作製自由度が高く複雑なニードル構造体を作製できるが，その反面，高額な製造設備が必要となるといった経済的に負なる側面がある。

2.2.2　低コスト化Si製マイクロニードル加工プロセス[1,2]

　Si製マイクロニードル作製方法として，低コスト化に特化した方法を以下に示す。上記に示したように，標準的なMEMS加工プロセスでは，(1)フォトリソグラフィー，(2)ドライエッチングの二つの製造工程を経てマイクロニードル構造体を作製するが，半導体デバイス技術由来であ

第2章 マイクロニードル製造技術と穿刺評価

る上記二工程ともに高額な製造設備が必要となり，その結果，高コストな加工プロセスになる。そこで上記二工程を使用することなく，高アスペクト比のニードル形状を，高密度にアレイ状で実現するという作製方法が開発された。具体的には，先ず(1)機械加工（例えば，半導体後工程で用いられるダイシング装置による研削加工）により深みのある二次元加工形状を入力し，その後，(2)ウエットエッチング加工を用いてマイクロニードル構造体を作製する。本加工プロセスでは，研削加工で深みのある二次元加工形状を入力することで，ニードル形状の高アスペクト比化・高密度化を図っている。なお，本加工プロセスでは，研削加工とウエットエッチングとをそれぞれ単一工程とし，これらを任意に組み合わせることで様々な形状のニードル構造体を作製できる[25~28]。図2に本加工プロセスにて作製したニードル形状例を示す。

2.2.3 生分解性マイクロニードル加工プロセス[1,2]

歴史的には，上記に示したように，先ずMEMS技術との整合性の良さから単結晶Si製の経皮剤マイクロニードルが開発された。何れも単結晶Si基板上に先鋭度に長けたマイクロニードルをアレイ状で実現し，MEMS技術によるマイクロニードル作製の可能性を示した。理論的に素材となる単結晶Siは鋼鉄に匹敵するほどの機械的強度を有しているが，脆性材であるために破壊の起点となる欠陥があると強度が著しく低下し脆く破壊する。このため生体への直接応用に対しては難しい側面がある。そこで，MEMS工程に新たにモールド工程を加え，これによりニードル素材を単結晶Si以外の材料，例えば生体材料へと展開するアプローチが2000年代前半頃から提案された[13~17]。本作製方法では，先ず(1)フォトリソグラフィー工程にてマイクロニードルの原型を基板上に作製し，モールド工程にて原型の樹脂製鋳型を作製する。その後，(2)樹脂製鋳型を用いて生分解性マイクロニードル（モールド工程）を作製する。本加工プロセスは，

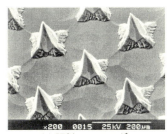
(a) 研削→エッチング

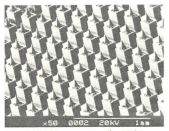
(b) 研削→エッチング→研削

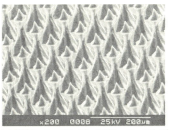
(c) 研削→エッチング→研削→エッチング

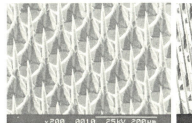
(d) 研削→エッチング

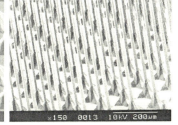
(e) 研削→エッチング

図2　機械加工とウエットエッチングにて作製したSi製マイクロニードル[25]

MEMS技術固有のバッチ処理でアレイ状のマイクロニードルを作製するという特徴を継承しつつ，材料を単結晶Siから生体材料へと置換するという発展系になっている。マイクロニードルの原型には，Si製マイクロニードルを用いる場合と，フォトレジスト製マイクロニードルを用いる場合とがある。Si製ニードルの場合には，上記で示したフォトリソグラフィーとエッチングとで作製する。フォトレジスト製ニードルの場合には，フォトレジスト自体をニードル構造体にするため，厚さ数百μm以上のMEMS専用厚膜フォトレジスト（SU-8）が用いられる。フォトレジスト製ニードルの場合，紫外線によりマスクパターンをフォトレジストに転写するという単一工程のみで，マイクロニードルを作製できるという利点があるが，その反面，二次元マスクパターン形状を三次元ニードル構造体へと変換するために，紫外線照射時にマスクパターンを移動させる，もしくは回転させるなどの工夫が必要になる。最終的には，上記のSi製もしくはフォトレジスト製マイクロニードルの原型にモールド工程を加え，樹脂製鋳型を作製し，その後，生分解性材料にてマイクロニードルを作製する。本生分解性マイクロニードルの最たる特徴は安全性であり，現在では経皮剤応用を目指したマイクロニードルの主流になっている。なお，本加工プロセスをマイクロニードル作製という観点から眺めると，ニードル先端部を如何にして先鋭にするかといった技術的な課題がある。エッチングで作製するSi製ニードルと異なり，本作製方法ではモールド工程にてニードル先端部の形状が決定する。このためモールド工程において，止まり穴となるニードル型内に如何にして高粘度の液状生分解性材料をニードル先端部まで導入できるかが製作上における課題となる。以下に，コラーゲン及びヒアルロン酸などの生体材料によるマイクロニードル作製事例について具体的に紹介する。本作製方法は，(1)MEMS標準加工によるSi製ニードルの作製（原型の作製），(2)モールド工程による生分解性ニードルの作製とからなる。

2.3　エッチング加工技術によるSi製マイクロニードルの開発

本項では，アルカリ性水溶液を用いた結晶異方性エッチングによる単結晶Si製マイクロニードル（原型の作製）について詳しく述べる。本加工プロセスの作製手順を以下に示す。

2.3.1　Si製マイクロニードルの作製方法[2,3]

結晶異方性エッチングによる八角錐形状マイクロニードル作製を例として，Si製マイクロニードルの加工プロセス及び加工メカニズムを説明する（図3参照）。先ず母材となる単結晶Si基板（面方位(100)）表面上にエッチングマスク材となるシリコン酸化膜を形成する。成膜には膜の緻密性及び耐アルカリ水溶液性を考慮して熱酸化プロセスを用いる。シリコン酸化膜の厚さは，エッチング工程に用いられるアルカリ性水溶液種及び温度，エッチング量から算出される。例えば，42.5 wt.% KOHで0.4 mmエッチングする場合には2.0 μm程度の膜厚が必要となる。次に，フォトリソグラフィー技術を用いて上記エッチングマスク材にマスクパターン形状を転写する。具体的には，先ずシリコン酸化膜上にフォトレジストを塗布し，紫外線を用いてエッチングマスクパターンをフォトレジストに転写する。その後，転写したフォトレジストパターンを元にシリ

第 2 章　マイクロニードル製造技術と穿刺評価

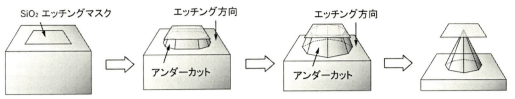

(a) 結晶異方性エッチングによる Si 製マイクロニードル作製メカニズム

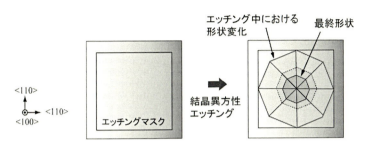

(b) エッチング中における形状変化（平面図）

図3　結晶異方性エッチング加工による Si 製マイクロニードル作製メカニズム[34]

コン酸化膜をフッ酸緩衝液（フッ酸とフッ化アンモニウムとの混合液）にてエッチングし，エッチングマスク材であるシリコン酸化膜にエッチングマスクパターンを転写する。なお，正方形のエッチングマスクパターンを用いると Si 製マイクロニードルは八角錐形状になる。最後に，Si 基板表面に形成したエッチングマスクパターン（シリコン酸化膜パターン）を元に，アルカリ性水溶液（KOH 水溶液もしくは TMAH 水溶液）で，Si 基板を選択的に除去加工し，Si 製マイクロニードルを作製する。本加工では，エッチング速度が Si の結晶方位により異なることを利用してニードル構造体を Si 基板に形成する。以下に結晶異方性エッチングによるマイクロニードル加工メカニズムについて簡単に説明する。Si(100) 基板上に正方形マスクパターンを形成し，アルカリ性水溶液による結晶異方性エッチングを行うと，基板厚さ方向のエッチング進行とともに正方形マスクの角部からエッチングマスク下の方向へのアンダーカットが生じ，この時，一つの角部から二つの結晶面が現れる。エッチングの進行とともに角部から生じた結晶面は成長し，最終的にはマスク中央にてこれらの結晶面が頂点で結ばれ，その結果，八角錐形状が形成されるという加工メカニズムになっている。実際に本加工方法を用いてマイクロニードルを作製する場合には，基板垂直方向と側面方向（アンダーカット）とのエッチング速度を把握し，かつそのエッチング速度比から逆算してマスクの大きさを決定するという設計手順を予め行うことになる。なお，高濃度のアルカリ性水溶液で単結晶 Si をエッチングした場合，主要結晶面におけるエッチング速度比の関係は，$\{110\} : \{100\} : \{111\} = 150 : 75 : 1$（34.0 wt.% KOH の場合）となり，$\{111\}$ 面のエッチング速度が他の面のそれに比べて極端に小さくなるという性質がある。

2.3.2　エッチング加工で作製した Si 製マイクロニードル

　上記加工プロセスで作製した八角錐形状の Si 製マイクロニードルを図 4(a) に示す。八角錐形

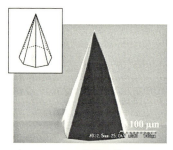 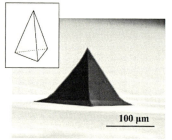 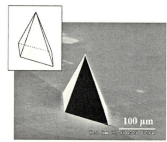

(a) 八角錐形状　　　　　　　　(b) 三角錐形状　　　　　　　　(c) 菱形錐形状

図4　結晶異方性エッチング加工にて作製したSi製マイクロニードル[34]

状は対称性に優れ，かつ先端角度が先鋭なニードル形状となる。上記加工メカニズムを応用すると，マスクパターンを変更するだけで，他の錐体形状，例えば三角錐，四角錐，菱形錐形状のマイクロニードルを作製することができる。上記に示したようにSi(100)は4回対称の結晶構造を有しているために，正方形マスクパターンを用いると，一つの角部から二つの結晶面が生じ，その結果，合計で八つの等価な結晶面が現れる。従って，マスクパターンを変更し，例えば上記八つの結晶面の内の四つが選択的に成長するようにマスクパターンを変更すれば，四角錐形状のマイクロニードルを作製することができる。同様に選択する面を変更（エッチングマスク形状の変更）すれば，同一のSi(100)基板上に，同一のエッチング液条件で，三角錐，菱形錐形状を作製することもできる。実際にマスクパターンの変更のみで作製した三角錐及び菱形錐形状のSi製マイクロニードルを図4(b)(c)に示す[34]。三角錐形状は立体を構成する面の数が最小となるために加工誤差によらず，先端部が点で交わり常に先端部先鋭度に長けたニードル形状になる。一方，菱形錐は鉈のような2回対称の形状となり，ニードル構造体を小さな占有面積で挿入し，かつ皮膚との接触面積を大きくすることができる。なお，面方位が異なるSi(110)のSi基板を用いれば，ナイフエッジ形状のマイクロニードルを作製することもできる[35]。以上のように，結晶異方性エッチングは，エッチングマスク，単結晶Si基板などのエッチング条件を変えることで様々な形状のSi製マイクロニードルを作製することができる加工技術である。

2.4　モールド加工技術による生分解性マイクロニードルの開発

本項では，上記Si製マイクロニードルを原型とし，これにモールド技術を付加することで，生分解性マイクロニードルを作製する方法について詳しく述べる（図5参照）。

2.4.1　生分解性マイクロニードルの作製方法[2,3]

先ず上記エッチング加工で作製したSi製ニードルを元にして樹脂製の鋳型を作製する。ガス透過性に優れ，その結果，トラップされた気泡を取り除きやすいという特徴があるPDMS（Polydimethylsiloxane）を型材として用いる。具体的には，先ず二液硬化型の液状PDMS樹脂をSi製ニードル上に流し込み，その後硬化させた後，両者を剥がすことで樹脂製の鋳型を作製

第2章 マイクロニードル製造技術と穿刺評価

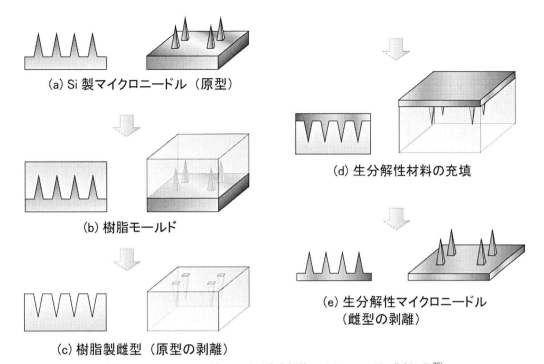

図5　MEMSモールド加工による生分解性マイクロニードル作製工程[36]

する。次にPDMS製鋳型内に，目的とする液状生体高分子材料を流し込み，硬化させた後，引き剥がすことで生分解性ニードルを作製する。なお，液状高分子材料の粘度が大きい場合，鋳型内に気泡がトラップされやすくなり，その結果，真空脱泡などの処理が必要になる場合がある。

2.4.2　モールド加工で作製した生分解性マイクロニードル

上記加工法で作製した生分解性マイクロニードル（材料：15 wt.%低分子コラーゲン（分子量5千）+ 5 wt.%ヒアルロン酸Na（分子量10万））の一例を図6に示す。図6(a)には八角錐，図6(b)には菱形錐形状の生分解性マイクロニードルを，そして図6(c)にはアレイ状生分解性マイクロニードルを示した。また，Si製マイクロニードル（原型）と樹脂モールドで作製した生分解性マイクロニードルとを図7に示す。図6及び図7に示した生分解性マイクロニードル作製結果から，モールド工程によりSi製マイクロニードルを高精度に複製できていることがわかる。なお，生分解性マイクロニードルの先端部曲率半径はSi製ニードルに比べて大きくなるが，1.0 μm程度の先鋭な針先を得ることができる[36]。また，モールド工程を複数回用いることで，図8に示すような先端分離型マイクロニードルを作製することもできる[37]。先端分離型マイクロニードルでは，薬剤成分を含む先端部位と高分子素材から成る基板部位との二階建て構造になっている。本先端分離型マイクロニードルでは，皮膚内への挿入時において先端部矢尻根元部分が返しとして働くため，ニードル挿入後の引き抜き時において，先端部が基板部位から分離され，先端部のみが皮膚内に留置される。すなわち，先端分離型マイクロニードルでは，先端部のみが薬剤として

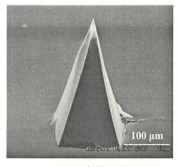 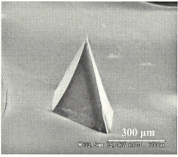 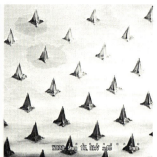

(a) 八角錐形状　　　　　(b) 菱形錐形状　　　　　(c) アレイ状ニードル

図6　MEMS モールド加工にて作製した生分解性マイクロニードル

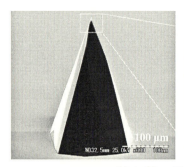 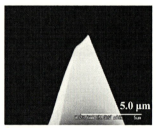

(a) Si 製マイクロニードル

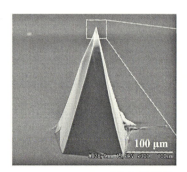 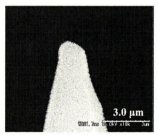

(b) 生分解性マイクロニードル

図7　MEMS 加工にて作製した Si 製及び生分解性マイクロニードル[36]

作用するために，体内投与量を高精度に制御でき，しかも瞬時投与が可能になるという利点がある。

2.5　まとめ

MEMS エッチング及びモールド加工技術を用いた医療用マイクロニードル開発に対するまとめを以下に示す。

第2章 マイクロニードル製造技術と穿刺評価

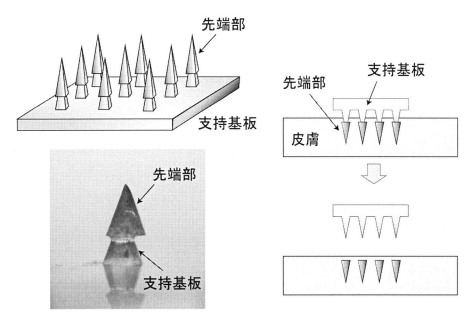

図8 MEMS加工にて作製した先端分離型マイクロニードル[37]

(1) 歴史的には，MEMS加工技術との整合性の良さからSi製マイクロニードルが最初に開発され，1990年代後半から2000年代半ばにかけて様々なSi製ニードルが開発された。Si製ニードルはエッチング工程にてニードル形状を作製するために，現状のニードル作製方法の中で最も先鋭なニードル形状を作製できる。

(2) Si製マイクロニードルでは，素材となる単結晶Siは，理論的には鋼鉄に匹敵するほどの機械的強度を有しているが，脆性材であるために破壊の起点となる欠陥があると強度が著しく低下し脆く破壊する。このため生体への直接応用を目的として，MEMS工程に新たにモールド工程を加え，これによりニードル素材を単結晶Si以外の材料，例えば生体材料へと展開するアプローチが2000年代前半頃から提案された。本生分解性マイクロニードルの最たる特徴は安全性であり，現在では経皮剤応用を目指したマイクロニードルの主流になっている。

(3) 「MEMS標準加工によるSi製ニードルの作製（原型の作製）」，「モールド工程による生分解性ニードルの作製」とからなる，コラーゲン及びヒアルロン酸製マイクロニードル開発事例を示した。Si製ニードルの作製（原型の作製）にアルカリ性水溶液による結晶異方性エッチング技術を用い，エッチングマスク，単結晶Si基板などのエッチング条件を変えることで様々な形状のSi製マイクロニードルを作製できることを示した。またモールド工程によりSi製マイクロニードルを高精度に複製できること，生分解性マイクロニードルの先端部曲率半径を$1.0\mu m$程度の先鋭な針先にできることを示した。なお，モールド工程を複数回用いることで，体内投与量を高精度に制御し，しかも瞬時投与が可能な先端分離型マイクロニードルを作製できることを示した。

文　　献

1) 杉林堅次監修, 次世代経皮吸収型製剤の開発と応用, pp. 87-93, シーエムシー出版 (2011)
2) 式田光宏, *Drug Delivery System*, **27**(3), 176-183 (2012)
3) 式田光宏, *Fragrance Journal*, **43**(1), 20-25 (2015)
4) K. Najafi *et al.*, *IEEE Transactions on Electron Devices*, **32**, 1206-1211 (1985)
5) M.D. Gingerich *et al.*, *Tech. Digest of International Conference on Solid-State Sensors and Actuators*, 416-419 (2001)
6) S. Takeuchi *et al.*, *Proceedings of MEMS Conference*, 367-370 (2003)
7) S. Takeuchi *et al.*, *Proceedings of MEMS Conference*, 208-211 (2004)
8) P.K. Campbell *et al.*, *IEEE Transactions on Biomedical Engineering*, **38**, 758-768 (1991)
9) R. Bhandari *et al.*, *Tech. Digest of International Conference on Solid-State Sensors and Actuators*, 1231-1234 (2007)
10) T. Wang *et al.*, *Proceedings of MEMS Conference*, 295-300 (2007)
11) H. Sasaki *et al.*, *J. The Institute of Electrical Engineers of Japan*, **2**, 340-347 (2007)
12) S. Henry *et al.*, *Proceedings of MEMS workshop*, 494-498 (1998)
13) J-H. Park *et al.*, *Proceedings of MEMS Conference*, 371-374 (2003)
14) J-H. Park *et al.*, *Proceedings of MEMS Conference*, 383-386 (2004)
15) S.P. Davis *et al.*, *Tech. Digest of International Conference on Solid-State Sensors and Actuators*, 1435-1438 (2003)
16) S-O. Choi *et al.*, *Tech. Digest of International Conference on Solid-State Sensors and Actuators*, 1513-1516 (2005)
17) S-J. Paik, *Proceedings of MEMS Conference*, 312-315 (2010)
18) S. Rajaraman *et al.*, *Tech. Digest of International Conference on Solid-State Sensors and Actuators*, 1251-1254 (2007)
19) P. Griss *et al.*, *Proceedings of MEMS Conference*, 467-470 (2002)
20) N. Roxhed *et al.*, *Proceedings of MEMS Conference*, 742-745 (2005)
21) N. Roxhed *et al.*, *Proceedings of MEMS Conference*, 414-417 (2006)
22) N. Roxhed *et al.*, *Tech. Digest of International Conference on Solid-State Sensors and Actuators*, 213-216 (2005)
23) A. Trautmann *et al.*, *Proceedings of MEMS Conference*, 682-685 (2003)
24) A. Trautmann *et al.*, *Proceedings of MEMS Conference*, 434-437 (2006)
25) M. Shikida *et al.*, *Sensors and Actuators A*, **116**, 264-271 (2004)
26) M. Shikida *et al.*, *J. Micromech. Microeng.*, **14**, 1462-1467 (2004)
27) M. Shikida *et al.*, *J. Micromech. Microeng.*, **16**, 2230-2239 (2006)
28) M. Shikida *et al.*, *J. Micromech. Microeng.*, **16**, 1740-1747 (2006)
29) M. Shikida *et al.*, *Microsyst. Tech.*, **20**, 2239-2245 (2014)
30) J.G.E. Gardeniers *et al.*, *Proceedings of MEMS Conference*, 141-144 (2002)
31) S-J. Paik *et al.*, *Tech. Digest of International Conference on Solid-State Sensors and Actuators*, 1446-1449 (2003)

32) K. Oka *et al.*, *Tech. Digest of International Conference on Solid-State Sensors and Actuators*, 412-415 (2001)
33) S. Aoyagi *et al.*, *Tech. Digest of International Conference on Solid-State Sensors and Actuators*, 1195-1198 (2005)
34) K. Imaeda *et al.*, *Microsystem Technologies*, DOI 10.1007/s00542-015-2590-8
35) K. Bessho *et al.*, *Tech. Digest of International Conference on Solid-State Sensors and Actuators*, 1271-1274 (2013)
36) K. Imaeda *et al.*, *7th Asia-Pacific Conference on Transducers and Micro/Nano Technologies*, P 2-7 (2014)
37) K. Imaeda *et al.*, *Tech. Digest of International Conference on Solid-State Sensors and Actuators*, 1715-1717 (2015)

3 リソグラフィを利用したマイクロニードルの開発

加藤暢宏*

3.1 はじめに

自己溶解型マイクロニードルの製作には薬剤及び基材を鋳込むための雌型が必要である。通常，雌型は何らかの方法で作製した雄型をエラストマーで型取りすることで作製される。したがって，最終的に形成されるマイクロニードルの形状は雄型の形状で決定されることになる。量産用の雄型には高い耐久性が求められるため，精密な切削加工などで作製される金属製の金型を用意することが好適である。しかし，マイクロニードルの試作段階においては様々な形状を検討することが必要であり，金型を複数作製することは主に費用面から考えると合理的とは言い難い。本稿では試作用の雄型作製にフォトリソグラフィを応用した技術を用いてワンストップで迅速かつ安価に製作する手法を紹介する。

3.2 厚膜フォトリソグラフィ

フォトリソグラフィとは微細なマスクパターンを紫外線で照明しフォトレジストにマスクパターンを転写する手法であり，古くから半導体デバイスの製造に用いられてきた技術である。通常のフォトリソグラフィではレジストパターンの分解能を上げることに主眼が置かれるため，フォトレジストの厚さは薄く数μmに満たない。1980年代にMEMS（Micro Electro Mechanical Systems）技術が開発される過程で，数百μmの厚みを持った構造の形成技術が探索され，露光にX線を用いるLIGAプロセス[1]が開発されたが，X線の露光には放射光が必要であり原理的に高コストであることを免れないことが問題とされた。この状況を打開するために通常の紫外光で露光可能な厚膜フォトレジスト[2]が登場し，数百μmオーダーの構造がフォトレジストの紫外線露光で形成できるようになった。フォトレジストは紫外線が照射された部分が現像液に可溶になるポジ型と不溶になるネガ型に分類される。厚膜用フォトレジストは紫外光をレジスト層の深い部分まで到達させることが求められるため，紫外線の透過率が高いネガ型が用いられる。厚膜フォトレジストとしてはマイクロケム社のSU-8シリーズが知られておりほとんどのMEMSアプリケーションにはこのレジストが用いられている。

フォトレジストへのマスクパターンの転写にはマスクアライナーが用いられる。通常は単結晶シリコンウェハにフォトレジストを塗布した面にフォトマスクを接触させて露光する密着露光，もしくは数μmの間隔を開けて露光するプロキシミティ露光が行われる。パターンの分解能を高く保つには密着露光法が有利であるが，フォトレジストがマスクに接触するとマスクを汚損する原因となることからプロキシミティ露光が選択されることが多い。特にSU-8はフォトマスクに凝着しやすいため注意が必要である。マスクアライナーを用いてSU-8にパターンを転写するとパターンが円形開口であれば円柱状のフォトレジストの構造物が得られる。通常，MEMS作製

---

* Nobuhiro Kato　近畿大学　生物理工学部　医用工学科　准教授

のための工程ではパターンの側面に傾斜が必要となることはなく，逆に如何にして垂直の壁を得るかという点に主眼が置かれる[3]。

フォトリソグラフィを用いてマイクロニードルの形状を形成しようとした場合，通常の露光法では先端に向かうに従って細くなってゆく針状の構造を生成することは困難である。これを打開するために様々な工夫が凝らされてきた。

3.3 フォトレジストパターニングによるマイクロニードル型の形成

ネガ型レジストを使用してマイクロニードルの母型を生成する方法としては(a)傾斜露光[4]，(b)回転傾斜露光[5]，(c)回折光による裏面露光[6]，(d)ガラス基板表面に形成したマイクロ凹レンズの裏面からの紫外光露光[7]，(e)通常の露光法で作製したマイクロピラーにエッチングを行う[8]などの方法が報告されている。いずれの方法にも一長一短があり決定的な手法が確立しているとは言えない。上記の中では(c)のみがマスクアライナーによる通常の露光工程のみで完結する方法であるが，微弱な回折光を用いるため露光時間が非常に長く掛かり，露光条件の最適化に手間取ることが問題となろう。(a)については光軸に対して露光面を傾斜させる機構，(b)についてはさらに基板をフォトマスクと回転を一体で回転させる機構が必要となる。また，(a)(b)いずれの方法もレジスト面に対して紫外光が垂直に入射しないため，フォトレジスト界面での屈折を考慮する必要が生じる。(d)ではマイクロ凹レンズ作製のためにガラス基板のエッチングが必要になり，工数がかなり多い作製法と言える。また，フォトマスク上に直接レジストを塗布したものを最終的な雄型にするため費用面での問題もある。(e)は柱状のフォトレジストに対してドライエッチングが必要となり，そのためのマスク作製などで工数が大幅に増えてしまう問題がある。一般にMEMSの製作に用いられる微細加工は非常に工数が多いため，試作あるいは少量生産の段階ではコスト面で大きな問題を抱えることとなる。

3.4 裏面照射型移動マスク露光法

移動マスク露光法はX線露光の分野で提唱[9]され，ポジ型レジストの上面露光[10]に応用されてきた。しかし，前述のようにポジ型レジストは紫外線の吸収が大きく，厚膜化には向かないためマイクロニードルの原型作製に用いることはできなかった。我々が開発に取り組んでいる裏面照射型移動マスク露光法[11,12]は透明基板に塗布したネガ型厚膜レジストをフォトマスクと基板の位置関係を相対的に移動させつつ基板の裏面から露光することで，高さ数百 μm で側面が傾斜したマイクロニードルのような微細形状を露光・現像の工程のみで作製することができる（図1参照）。本手法が他の手法に対して優れている点は，

・露光・現像工程のみで雄型が形成できるため工数が少なく低コスト化が可能。
・移動軌跡を任意に変更できるため，同一マスクパターンから異なる形状のマイクロニードルが容易に得られる。
・マスクと移動軌跡から生成される光強度分布を計算することでレジスト構造物の形状が予測可

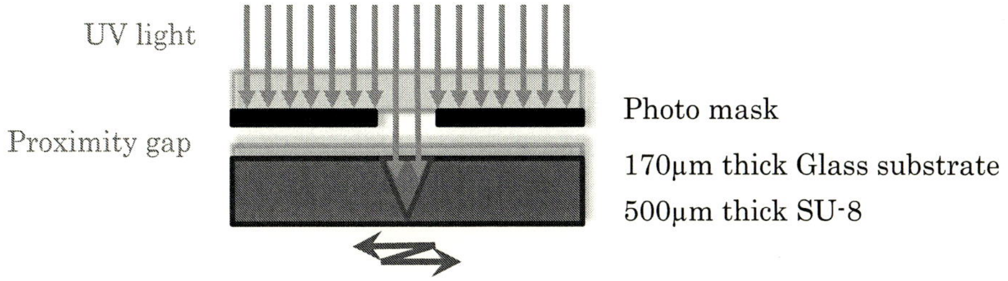

第 2 章 マイクロニードル製造技術と穿刺評価

図 1　裏面照射型移動マスク露光法の概略

フォトマスクのパターンを透明基板裏面からレジストに照明する。この時，光軸と垂直方向に基板を移動させることで，パターンの中央部のドーズ量を大きく，周辺部のドーズ量を小さくすることで，アナログ露光を行い 3 次元構造を持ったレジストパターンを作製する。

能であり，加工前に最終形状のシミュレーションができる。
・紫外光はフォトレジスト面に対して垂直入射するため屈折の影響を考慮する必要がない。
・フォトレジストは膜厚が厚くなるに従って均一な膜厚を得ることが困難になるが，裏面からパターンを形成するためレジスト上面の性状はほとんど問題にならない。

一方で，これを実現するには基板またはフォトマスクを光軸に対して垂直方向にサブミクロンオーダーの精度で移動させる機構が必要となる。

3.5　移動マスク露光装置の構成

図 2 に独自に開発した移動マスク露光装置の概要を示す。光源には紫外線硬化樹脂の硬化に用いられる UV 光源（EXECURE 4000, HOYA CANDEO）を使用している。光源からの UV 光はライトガイドファイバによってフォトマスク直上に導かれ，ライトパイプで均一化された後，コリメーターレンズによって疑似平行光となりフォトマスクを照明する。フォトマスクは一軸直動自動ステージによって上下できるマスクホルダに固定され，基板との距離はマイクロメートルオーダーで制御可能である。フォトレジストを塗布した基板はナノメートルオーダーで位置決め可能な二軸ピエゾステージ（M2-150LCV3, MESTEK）によって光軸に対して垂直な平面内で任意の軌道で運動させることができる。基板には厚さ 170 μm の硼珪酸ガラス（MATSUNAMI GLASS）を用い，厚膜用フォトレジスト SU-8 3050 を厚さ 500 μm 塗布した。裏面露光を行うため，基板はフォトレジスト面を下に向けて設置する。移動マスク露光装置は基本的にはマスクアライナーの基板保持部分に十分な精度を持った二軸直動ステージを設置することで実現が可能であり比較的安価に構築できる。また，フォトマスク作製にかかるコストはマスクサイズやパターンの精細度にも依存するが，金属加工による金型作製と比較すると 1/20 以下である。

3.6　レジストの露光特性

ネガ型フォトレジストが現像液に対して不溶化するにはドーズ量が閾値を超えれば良いので，透明基板の裏面から露光すると光強度が閾値を超えた領域のレジストのみが固化することにな

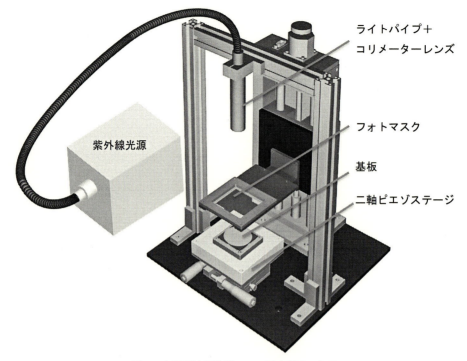

図2　裏面照射型移動マスク露光装置の概要

紫外線光源からのUV光をファイバーバンドルで導光し，マスクを照明する。フォトマスクはマスクホルダに固定され，二軸ピエゾステージ上にレジスト面を下に向けて設置された透明基板とプロキシミティ露光できる位置まで接近させる。

る。通常フォトレジストの露光では紫外光が照射された部分とされていない部分が二値的に形成される。換言すれば，フォトレジスト層の上面から底面までを完全に露光してしまう使用法が一般的であり，上述のようないわゆるアナログ露光は考慮されていない。我々はSU-8 3050を用いて，透明基板を裏面から露光した場合の紫外線のドーズ量と現像後の膜厚の関係を調べた。その結果，フォトレジストへのドーズ量をコントロールすることで最終的に形成される構造物の形状を制御できることが明らかとなった。

3.7 フォトレジスト形状シミュレーション

フォトマスクの移動によって生成される光強度分布を計算によって求め，上述のレジストの露光特性を考慮することで，最終的に生成されるフォトレジスト形状を予測することができる。我々は画像処理ソフトであるImageJ（1.84q, NIH）のマクロ言語を用いて8 bitグレースケールの画像ファイルとして移動マスクにより生成される光強度分布を演算し，実験的に求めた裏面露光した際の紫外線のドーズ量とフォトレジストの膜厚の関係を用いて，マイクロニードルの形状を予測する簡易的なシミュレーションプログラムを作成した。このプログラムを用いて大きさの

第2章 マイクロニードル製造技術と穿刺評価

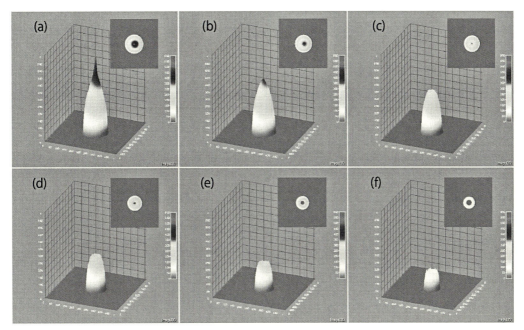

図3　シミュレーション結果

フォトマスクの形状は円形開口で直径はそれぞれ(a)90 μm (b)80 μm (c)70 μm (d)60 μm (e)50 μm (f)40 μm,全ての条件で移動軌跡は直径80 μm の円軌道。(a)(b)の条件では中実のニードルが形成されるが，(c)～(f)の条件では中空のニードルが形成されることが示唆されている。予測された(a)のニードルの高さは541 μm 底部の直径は157 μm (b)のニードルの高さは375 μm 底部の直径は134 μm であった。

異なる円形開口パターン（直径90～40 μm）を同一の運動軌跡（直径80 μm の円軌道）で運動させながら露光した場合にどのようなフォトレジストの構造物が形成されるのかを検討した。図3にシミュレーションにより予測されたニードルの形状を示す。この結果から運動軌跡の直径がマスク開口直径を下回る場合に中実のマイクロニードルが形成され，運動軌跡の直径がマスク開口直径よりも大きな場合は中空のマイクロニードルが形成されることが示唆された。

3.8　作製したフォトレジスト製マイクロニードル

これらの条件で実際にフォトレジストを露光・現像し，マイクロニードルの母型となる雄型を作製した。図4に各条件で作製したフォトレジストパターンの写真を，図5に同じマイクロニードルを反射型レーザー顕微鏡（LEXT OLS3100, OLYMPUS）によって撮影した3次元形状を示す。一見して分かるように，シミュレーション結果と定性的に非常に良く一致した形状が得られている。中実マイクロニードルが形成される条件(a)(b)において，厳密に比較すると高さは定量的に一致したとは言えないが，底部の直径はほぼ完全に一致している。シミュレーション結果の図3(a)に着目するとマイクロニードル先端には非常に細い部位が作製されることが示唆されているが，レーザー顕微鏡による観察結果の図5(a)にはこのような部位が見られない。これは現像過程

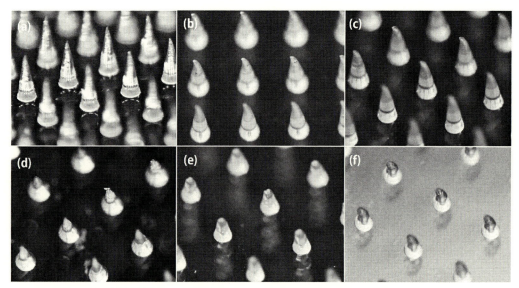

図4 裏面照射型移動マスク露光法によりフォトレジストを露光・現像した結果（写真）
露光条件はシミュレーションと同一。フォトマスクの形状は円形開口で直径はそれぞれ(a)90 μm (b)80 μm (c) 70 μm (d)60 μm (e)50 μm (f)40 μm，全ての条件で移動軌跡は直径80 μm の円軌道。

におけるウェット処理の影響で繊細な構造が失われている可能性があることを示している。また，中空マイクロニードルが形成される条件(c)〜(f)においてはニードル先端部が斜めになる傾向があることが分かる。このことからも，先端部が若干脆弱であることが示唆される。

3.9 コンドロイチン硫酸Cナトリウム製マイクロニードルの作製

裏面露光型移動マスク露光法によって作製したフォトレジスト製マイクロニードルをシリコーンエラストマーであるポリジメチルシロキサン（PDMS）(Sylgard 184, DowCorning) によって型取りした。形状の転写性は極めて良好であった（図6）。このシリコーンを雌型として，コンドロイチン硫酸Cナトリウム（CSC）の水溶液を流し込み，真空下で乾燥させCSC製のマイクロニードルを得た。このことから，本手法によりフォトレジスト製の雄型を用いることで，極めて安価な自己溶解型マイクロニードル試作法を構築することができた。CSCマイクロニードルの寸法と雄型の寸法と比較すると数％全体的に小さくなっていた。これはCSC水溶液が固化する際に若干の収縮が起こるためである。最終的に必要となるマイクロニードルの形状を見定めた上で雄型の寸法を調整しておけばよいことになる。

3.10 まとめ

裏面露光型移動マスク露光法によりフォトレジスト（SU-8）製のマイクロニードルの雄型を作製した。シミュレーションにより製作に先立って形状を定性的に予測できた。作製したフォト

第2章　マイクロニードル製造技術と穿刺評価

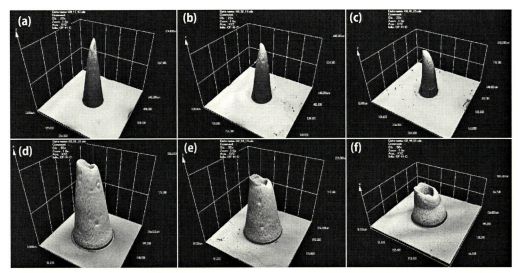

図5　裏面照射型移動マスク露光法によりフォトレジストを露光・現像した結果（反射型レーザ顕微鏡像）
(a)〜(c)は対物20倍(d)〜(f)は対物50倍で観察した。露光条件はシミュレーションと同一である。フォトマスクの形状は円形開口で直径はそれぞれ(a)90μm (b)80μm (c)70μm (d)60μm (e)50μm (f)40μm，全ての条件で移動軌跡は直径80μmの円軌道。中実ニードルができる条件では(a)のニードルの高さは514μm 底部の直径は153μm (b)のニードルの高さは440μm 底部の直径は140μmであった。シミュレーション結果と実際の作製結果は定性的に良く一致した。

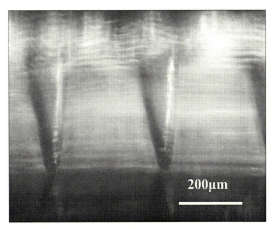

図6　フォトレジスト製マイクロニードルをポリジメチルシロキサンで型取りして得られた雌型
フォトレジスト型の形状を再現性よく複製できていることが分かる。

レジスト製の雄型は PDMS により型取りを行うことで雌型に転写でき，この雌型を用いて自己溶解型のマイクロニードルが迅速かつ安価に作製できた。

文　　献

1) E. W. Backer, W. Ehrfeld, D. Münchmeyer, H. Betz, A. Heuberger, S. Pongratz, W. Glashauser, H. J. Michel, and R. von Siemens, *Naturwissenschaften*, **69**(11), 520-523 (1982)
2) H. Lorenz, M. Despont, N. Fahrni, N. LaBianca, P. Renaud, and P. Vettiger, *J. Micromech. Microeng.*, **7**, 121-124 (1997)
3) Y. J. Chuang, F. G. Tseng, and W. K. Lin, *Microsyst. Technol.*, **8**(4), 308-313 (2002)
4) S. O. Choi, S. Rajamaran, Y. K. Yoon, X. Wu, and M. G. Allen, Hilton Head, SC, 345-351 (2006)
5) M. Han, W. Lee, S.-K. Lee, and S. S. Lee, *Sens. Actuators A: Phys.*, **111**(1), 14-20 (2004)
6) Y. Ami, H. Tachikawa, N. Takano, and N. Miki, *J. Micro/Nanolith. MEMS MOEMS*, **10**(1), 011503-011503-6 (2011)
7) J.-H. Park, Y.-K. Yoon, S.-O. Choi, M. R. Prausnitz, and M. G. Allen, *IEEE Trans. Biomed. Eng.*, **54**(5), 903-913 (2007)
8) J.-H. Park, M. G. Allen, and M. R. Prausnitz, *J. Control. Release*, **104**(1), 51-66 (2005)
9) O. Tabata, K. Terasoma, N. Agawa, and K. Yamamoto, presented at the Technical Digest. IEEE International MEMS 99 Conference. Twelfth IEEE International Conference on Micro Electro Mechanical Systems (Cat. No. 99 CH36291), 252-256 (1999)
10) Y. Hirai, K. Sugano, T. Tsuchiya, and O. Tabata, *J. Micromech. Microeng.*, **20**(6), 065005-13 (2010)
11) N. Kato, T. Kai, and M. Hirano, *J. Photopol. Sci. Technol.*, **27**(1), 85-89 (2014)
12) T. Kai, S. Mori, and N. Kato, *ABE*, **5**(0), 63-67 (2016)

4 回転傾斜露光によるマイクロニードルアレイの作製

高橋英俊*1, 許 允禎*2

4.1 回転傾斜露光方法

　本節で利用する回転傾斜露光法とは，MEMS (Micro Electro Mechanical Systems：微細加工技術) プロセスにおけるUV (Ultra Violet：紫外線) フォトリソグラフィの3次元加工法の一つである。通常のUVフォトリソグラフィではレジスト基板に対して垂直に紫外線を照射するが，傾斜露光法ではUVフォトマスクと厚膜のレジスト基板に対して，わざと斜めの方向から紫外線を照射することで，傾斜構造を作製する[1~3]。このとき，異なる傾斜角度から複数回露光することで，さらなる複雑な構造体が作製される。

　さらにこの傾斜角を，回転を伴って連続的に変えていくことで円錐面を持つような，3次元構造の作製が可能となる。回転露光を行うためには，図1に示すような傾斜角が付いた回転台を紫外線照射装置の下に配置して，UVフォトマスクを介した基板に対して行うのが一般的である。また，回転傾斜露光法においては，SU-8 (マイクロケム社)[4]などが数十μmから数百μmの厚

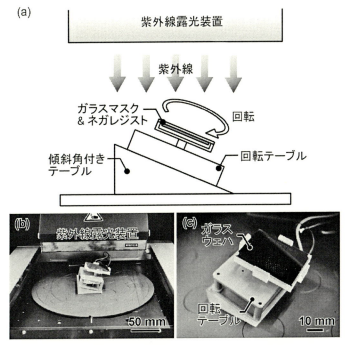

図1　(a)回転傾斜露光法の装置概念図，(b), (c)回転傾斜露光装置の一例

＊1　Hidetoshi Takahashi　東京大学　大学院情報理工学系研究科　知能機械情報学専攻　助教
＊2　Yun Jung Heo　慶熙大学校　工学部　機械工学科　助教授

さを持つネガレジストとして一般的に用いられている。

回転傾斜露光法を用いる利点としては，アライメントを必要とせず，1枚のUVフォトマスクを用い，大面積で欲しい構造を一様にアレイ状に配置できることである。ここで述べるマイクロニードルアレイ以外にも，回転傾斜露光法を用いることでマイクロフィルタ[5]，マイクロミキサ[6]，マイクロ流路[7,8]，さらにはマイクロ吸盤[9]などの製作が報告されている。

この節では，前半は，回転傾斜露光方法を用いたマイクロニードルアレイの成形マスタ作製の概要について述べる。後半は，回転傾斜露光時の露光量の違いを利用した円錐構造の成形マスタの作製方法について，理論式を交えながら詳しく述べる。

4.2 回転傾斜露光方法を用いた成形マスタの作製

回転傾斜露光法を用いたマイクロニードルアレイ作製では，まず回転傾斜露光法によってモールド加工用の成形マスタを作製し，作製した成形マスタを用いてマイクロニードルアレイをモールド加工する方法が行われている。マイクロニードルアレイ作製のための成形マスタの構造としては，主に2つの構造が報告されている。一つは円錐形状をくり抜いた凹構造，もう一方は円錐の凸構造である。これら2つの作製方法に関して簡略的に述べると以下の通りである。

4.2.1 逆円錐構造（図2(a)）

(i)円のパターンがアレイ状に配置されたUVフォトマスクを用意する。円のパターンに金属膜が残っており，光を透過しない（図2(a)(i)）。

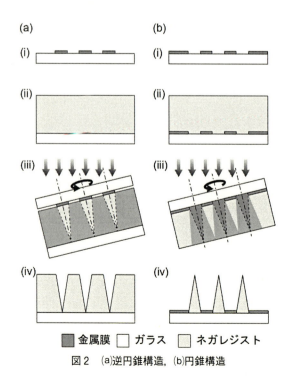

図2　(a)逆円錐構造，(b)円錐構造

第 2 章　マイクロニードル製造技術と穿刺評価

(ii)基板上にネガレジストをコートする。このとき，ネガレジストの厚さは設計する円錐の高さ以上にする必要がある（図 2(a)(ii)）。

(iii)ネガレジストをコートした基板に対して，UV フォトマスクを密着させ，回転傾斜露光を行う。露光によって円パターンを底面とした円錐形状の外側が露光され，露光量が硬化の閾値を超えればネガレジストは全て硬化する（図 2(a)(iii)）。

(iv)露光・ベーク後，現像によってネガレジストを用いた逆円錐構造を得る（図 2(a)(iv)）。

4.2.2　円錐構造（図 2(b)）

(i)金属膜が蒸着されたガラス基板などに対して，円をアレイ状にパターンする。円のパターン状に金属が付いておらず，光を透過する。上記の逆円錐構造のためのパターンとはポジネガ逆になっている（図 2(b)(i)）。

(ii)ガラス基板上にネガレジストをコートする。ネガレジストのコート面は金属膜がパターンされた基板面が望ましい。このとき，図 2(a)と同様にネガレジストの厚さは設計する円錐の高さ以上にする必要がある（図 2(b)(ii)）。

(iii)ネガレジストをコートした基板に対して，基板裏面から紫外線が照射されるように，回転傾斜露光を行う。露光によって円パターンを底面とした円錐形状の内側が露光される。このとき円錐形状の外側にも紫外線が露光されるが，露光量が硬化の閾値を超えなければ，円錐形状の外側のネガレジストは硬化しない（図 2(b)(iii)）。

(iv)結果として，露光・ベーク後，現像によってネガレジストを用いた円錐構造を得る（図 2(b)(iv)）。

　円のパターンと回転傾斜露光法を用いて円錐形状を作製したが，他にも正方形のパターンと複数傾斜露光法を用いて，四角錐形状を作製することなども可能である。また逆円錐構造および円錐構造を作製する際，どちらも回転テーブルを用いるが，回転テーブルの回転は，露光時間に対して整数回ちょうど回転するように制御されているか，露光量にムラができないよう十分に多く回転するようになっている。また逆円錐構造を作製する際に，UV フォトマスクに直接レジストをコートし，図 2(b)(iii)と同様に裏面露光を行う方法を用いてもよい。

4.2.3　成形マスタを用いたモールド加工

　回転傾斜露光方法で作製した構造を実際のマイクロニードルアレイとして利用する場合は，構造を成形マスタとして，モールド加工でのマイクロニードルアレイ作製に用いる方法が一般的である[10,11]。

　図 3(a)(b)に示す図はマイクロニードルアレイの一般的なモールド加工方法である。逆円錐構造の成形マスタを用いる場合，はじめに PDMS（Polydimethylsiloxane）などの硬化性のシリコーンゴム材料を逆円錐構造に流し込み，凸型の成形マスタを作製する。UV ネガレジストの逆円錐構造にシリコーンゴム材料が貼りつかないように，予め表面処理を行っておくのが一般的である。シリコーンゴムの凸型の成形マスタを用いて，さらにシリコーンゴムの凹型の成形マスタを

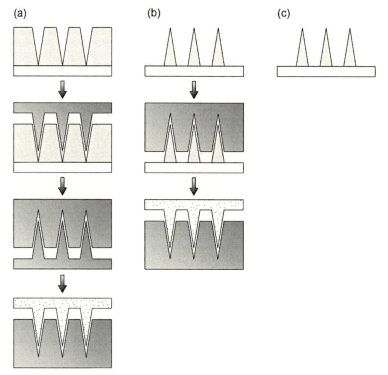

図3 (a)逆円錐構造を用いたモールド加工方法, (b)円錐構造を用いたモールド加工方法, (c)モールド加工を用いない直接使用例

作製する。その後、凹型の成形マスタに硬化性の得たい生体適合材料に流し込み硬化させることで、マイクロニードルアレイを作製する。円錐構造を用いる場合は、逆円錐構造を用いる場合と比較して、1回分のモールド加工が省略できる。それ以外の条件は逆円錐構造を用いる場合と同じである。

同じ成形マスタを用いることで、マイクロニードルアレイを複製できることが利点であるが、回転傾斜露光方法で作製した成形マスタから複数回のモールド加工が必要となるため、構造内の気泡の混入や、シリコーンゴムをリリースする際に先端が成形マスタ側に残ってしまうことに注意してプロセスを進める必要がある。

一方で、図3(c)に示すように、円錐構造をモールド加工の成形マスタとではなく、生体適合性があるUV硬化性材料で構成することで、直接皮膚に刺入可能なマイクロニードルアレイとしての利用が期待される。

4.3 露光量の違いを利用した円錐構造の作製[12]

この項では、回転傾斜露光方法を用いた円錐構造の成形マスタを作製する基本原理について記述する。逆円錐構造を作製する際、紫外線が露光されたネガレジストの領域は基本的に全て硬化

するものとして設計する。一方で、円錐構造を作製する際は、紫外線が露光されたネガレジストの領域内での露光量の違いを利用し、ネガレジストが硬化する露光量の閾値を超えた領域のみが硬化する。紫外線が露光された領域であっても、露光量が硬化するのに十分でない場合は、ネガレジストは硬化せず現像後に構造を形成しない。硬化する領域を上手く露光量を制御することで円錐構造を作製することができる。

4.3.1 各パラメータの定義

図4(a)に回転傾斜露光方法を用いた円錐構造を作製する際の基板の断面図を示す。回転テーブルの傾斜角度を φ、紫外線のネガレジストへの入射角度を φ_N、マスクパターンの円の半径を R とすると、回転露光中では半径 R、頂角 $2\varphi_N$ の円錐形状の内側は常に露光される。この時、円錐構造の高さ H は $R/\tan\varphi_N$ と表される。一方で、円錐形状の外側は一定の回転区間において露光される。円錐形状の内側の露光量が硬化の閾値を超え、外側が超えなければ、円錐形状のみが硬化するので、理想的な円錐構造を得ることができる。実際には、ネガレジストを露光する際、紫外線の減衰などを考慮する必要があるので、製作される構造が完全な円錐形状になることはない。以下、作製される形状の理論について述べる。

4.3.2 屈折による影響

回転傾斜露光法では、紫外線は回転テーブルが傾いているため、相対的に傾斜角度 φ を持ち基板に入射する。この時、紫外線が通ってきた空気とネガレジストの屈折率が異なるため、紫外線の屈折が生じ、結果として、傾斜角度と入射角度に違いが生じる（図4(b)）。2つのそれぞれの角度と屈折率はスネルの法則を用いて、以下のように式で記述できる。

$$\frac{\sin\varphi}{\sin\varphi_N} = \frac{n_{\text{resist}}}{n_{\text{air}}} \tag{1}$$

n はそれぞれの屈折率である。円錐形状を作製する際、円錐の頂角は最も重要なパラメータの一つであり、回転テーブルの角度によって一意に決まる。そのため、欲しい任意の円錐形状から回転テーブルの角度を逆算し、露光時に傾斜をつけることが重要である。

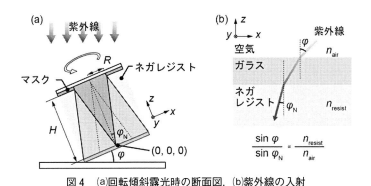

図4 (a)回転傾斜露光時の断面図、(b)紫外線の入射

4.4 紫外線露光量の割合
4.4.1 紫外線露光領域の定義

回転傾斜露光時に紫外線が一定回転区間のみ照射される領域における紫外線露光量については，紫外線が照射される区間とされない区間の割合から求めることができる。

円錐形状の頂点の座標を図5(a)のように $(0, 0, 0)$ と定義したとき，頂点からの距離 h すなわち $z=h$ における xy 平面においての紫外線の露光強度分布を求める。図5(b)は $z=h$ における xy 平面の紫外線が照射される領域を示した図である。円のパターンを通し照射される紫外線は，円錐形状の底面すなわち $z=H$ の xy 平面では，$(x, y)=(0, 0)$ を中心に半径 R の円の内側に紫外線が照射される。すなわち，

$$x^2 + y^2 \leq R^2 \tag{2}$$

を満たす領域に常に紫外線が照射される。一方で，$z=h$ における xy 平面においては，$(0, 0)$ からの距離 $(H-h)\tan\varphi_N$ で半径 R の円の内側に紫外線が照射される。すなわち，

$$\begin{cases} (x-a)^2 + (y-b)^2 \leq R^2 \\ a^2 + b^2 = (H-h)\tan\varphi_N{}^2 \end{cases} \tag{3}$$

を満たす領域で紫外線が照射される。回転テーブルの回転に伴って，紫外線の露光領域は図5(b)に示すように，徐々に移動する。回転テーブルが一回転すれば，露光領域の円も同様に一回転する。回転角度を一回転 2π として考え，一回転中の露光される角度との比を求めることで，紫外線が露光される割合を計算できる。このとき，図5(b)に示すように

$$x^2 + y^2 \leq h \tan\varphi_N{}^2 \tag{4}$$

を満たす領域では全ての回転区間で紫外線が照射される。

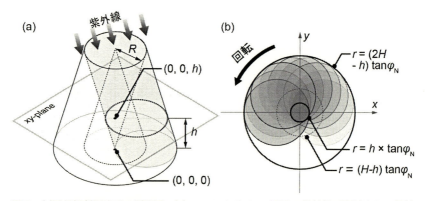

図5　(a)回転傾斜露光時の断面図，(b) $z=h$ における xy 平面の紫外線が照射される領域

$$x^2+y^2>(2H-h)\tan\varphi_{\mathrm{N}}{}^2 \tag{5}$$

の領域では紫外線は照射されない。極座標表示$<r, \theta>$で考えると,

$$\begin{cases} r \leq h\tan\varphi_{\mathrm{N}} & \text{常に照射される領域} \\ h\tan\varphi_{\mathrm{N}} < r \leq (2H-h)\tan\varphi_{\mathrm{N}} & \text{一定区間照射される領域} \\ r > (2H-h)\tan\varphi_{\mathrm{N}} & \text{照射されない領域} \end{cases} \tag{6}$$

と表すことができる。

4.4.2 紫外線が照射される区間の割合

上記の紫外線が一定区間のみ照射される領域での紫外線が照射される区間とされない区間の割合を求める。紫外線が照射される区間とされない区間の割合は，UVマスクパターンが円形状であり，一様に回転して露光されるので，中心座標 (0, 0) からの距離のみで決定される。

図6(a)に示すように座標 $(t, 0)$ の点に対して紫外線が照射される区間を計算することで，中心からの距離 t の位置における紫外線照射の割合を求める。図に示すように露光領域が式 $(x-(H-h)\tan\varphi_{\mathrm{N}})^2+y^2 \leq R^2$ を満たす領域の時，座標 $(t, 0)$ は露光されている。その後，逆時計回りに露光領域が移動していくと仮定すれば，図6(b)に示すような回転角度 α (rad) を持つ領域まで露光されることとなる。このとき α (rad) は図中の2つの円の交差点の角度として見なすことができる。2つの円の交差点の座標は

$$\begin{cases} x^2+y^2 = t^2 \\ (x-(H-h)\tan\varphi_{\mathrm{N}})^2+y^2 = R^2 \end{cases} \tag{7}$$

を満たす点である。
そのため角度 α (rad) は

$$\alpha = \cos^{-1}\frac{t^2+((H-h)\tan\varphi_{\mathrm{N}})^2-R^2}{2(H-h)\tan\varphi_{\mathrm{N}}} \quad (0<\beta<\pi) \tag{8}$$

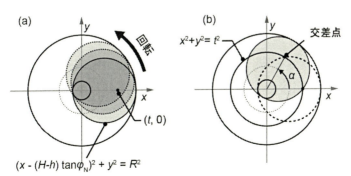

図6 (a)点 $(t, 0)$ において紫外線が照射される区間，(b)点 $(t, 0)$ において紫外線が照射される区間と照射されない区間の交差位置

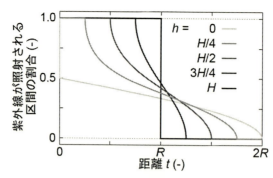

図7 一回転中に紫外線が照射される区間の割合

と計算できる．回転角度が半回転，すなわち露光領域が第1象限から第4象限まで移動するうち，回転角度 α（rad）までが露光される区間であり，それ以後は露光されない区間となる．残り半回転，すなわち露光領域が第3象限から第2象限まで移動する場合も，対称であるため同様に回転角度 $2\pi-\alpha$（rad）までが露光されない区間であり，それ以後露光される区間となる．したがって一回転中に紫外線が照射される割合は α/π として計算される．常に照射される場合，割合は1となり常に照射されない場合は0となる．

頂点からの距離 h の値がそれぞれ 0, $H/4$, $H/2$, $3H/4$, H の場合の割合の分布を図7に示す．横軸が中心からの距離，縦軸が割合である．頂点からの距離が0，すなわち頂点の位置の xy 平面の場合，頂点のみが割合が1であり，頂点より外にずれると0.5から徐々に下がっていき，距離が $2R$ より大きくなると露光されず割合は0となる．一方，頂点からの距離が H，すなわち底面の位置の xy 平面の場合，底面の割合は全て1でありそれ以外は0である．頂点からの距離が $H/2$，すなわち円錐形状の高さ半分の位置の xy 平面の場合，距離 $R/2$ の位置まで割合が1であり，その点から大きくなると徐々に下がっていき，距離が $3R/2$ より大きくなると露光されず割合は0となる．この割合をもとに，回転傾斜露光中にある任意の点について一回転中に紫外線が照射される割合を求めることができる．

4.5 紫外線の減衰

回転傾斜露光法において，一回転中に紫外線が照射される割合と同様に重要なパラメータとして，紫外線の減衰がある．一般的に，光が物質内を通過する時，物質は光を吸収するためその強度は減衰する．ネガレジストに入射する前の紫外線の露光強度を I_0，入射後の円錐の頂点からの距離 h における紫外線の露光強度 $I(h)$，吸収係数を α とすると，ネガレジスト内の紫外線の吸収による露光強度変化は，ランベルト・ベール法則によって次のように示される．

$$\begin{cases} I(h)/I_0 = e^{-\alpha\left(\frac{H-h}{\cos\varphi_N}\right)} \\ \alpha = \dfrac{4\pi k}{\lambda} \end{cases} \qquad (9)$$

第2章 マイクロニードル製造技術と穿刺評価

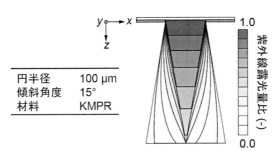

図8 半径100μm、傾斜角度15°におけるレジスト内の紫外線の露光量比

kは消衰係数、λは紫外線の波長である。$I(h)/I_0$を求めることで、底面に照射される紫外線強度を1とした時のz方向の紫外線の相対的な露光強度が計算される。

4.6 回転傾斜露光時の露光量

前述の2つのパラメータ、xy平面上の一回転中の照射される区間の割合とz方向の紫外線の強度を乗算することで、回転傾斜露光時の露光量比（底面に入射される紫外線露光強度に対する比）の3次元的な分布を求めることができる。

円錐形状のパラメータとして、図8に記載した値で計算した。円のパターンの半径が100μm、傾斜角度が15°となっている。作製材料としては、厚膜ネガレジストであるKMPR（マイクロケム社）の材料特性を用いた。KMPRの屈折率を1.62、消衰係数を4.0×10^{-5} 1/μmとして計算した。計算した結果のxz断面図を図8に示す。KMPRの屈折率が1.62であるため、紫外線の入射角度φ_Nは9.3°と計算され、円錐形状の高さは610μmとなる。

図8の分布から、露光量比が0.4である領域が硬化の閾値となれば、すなわち露光量比が0.4以上であれば硬化するよう制御すれば、先端が鋭いマイクロニードル形状が作製できることが予想される。ネガレジストに照射する紫外線露光量を多くすると、硬化の閾値は0.4より小さくなる。例えば、0.2が硬化の閾値となった場合、得られうる構造は円錐構造の側面が増大した構造となり、また先端も丸みを帯びたマイクロニードルに適さない形状となる。一方でネガレジストに照射する紫外線露光量を少なくすると、硬化の閾値は0.4より大きくなる。例えば0.6が硬化の閾値となると円錐構造の頂点のネガレジストは硬化せず、同様にマイクロニードルに適した先端が鋭い構造は得られない。そのため、作製したい構造に応じて、露光量を正確に制御することが、回転傾斜露光法を用いた円錐構造の作製には重要である。

4.7 円錐構造の作製

4.2項で記述した製作プロセスを用い、上記のパラメータで作製された円錐構造のSEM写真を図9(a)(b)に示す。作製にはネガレジストKMPR-1035を使用しており、10×10個のアレイ状になっている。傾斜角度が16°であったため、高さは600μm以下となっている。紫外線は基板表面

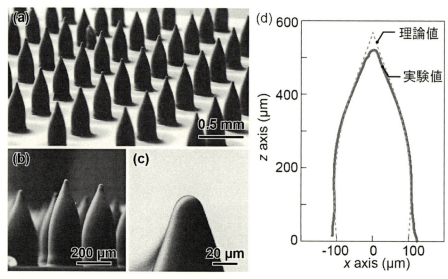

図9　(a)作製したマイクロニードルアレイのSEM写真，(b)拡大SEM写真，(c)先端のSEM写真，(d)製作したマイクロニードルと理論値の比較

に対して1,600 mJ/cm^{2}の露光量が照射され，構造が形成されている。図9(c)は円錐構造の先端のSEM写真である。先端の曲率半径は10 μm程度であり，皮膚に刺入するマイクロニードルとして十分に機能する曲率半径となっている。

　作製された構造と理論から計算される構造を比較した図が図9(d)である。理論値は露光比が0.31の境界を表示している。作製された構造は理論値に近い形状で円錐の側面から膨らんでいることが分かり，理論に沿って形状が作製されていることが確認できる。

4.8　まとめ

　この節では回転傾斜露光方法を用いたマイクロニードルアレイの作製方法について記述した。回転傾斜露光方法を用いたマイクロニードルアレイ作製のための成形マスタの作製方法の概要，モールド加工の概要，および回転傾斜露光時の露光量の違いを利用した円錐構造の作製方法について理論式を交えながら詳しく述べた。

　回転傾斜露光法を用いてマイクロニードルアレイを作製する利点として，成形マスタの作製が1枚のUVフォトマスクで容易に作製可能であること，作製した同じ成形マスタを用いることで，複製が容易であることが挙げられる。また，成形マスタとしてだけではなく，作製した構造を直接マイクロニードルアレイとして利用することも原理的に可能であり，今後の研究開発に期待される。

第 2 章　マイクロニードル製造技術と穿刺評価

文　　献

1) C. Beuret, G.-A. Racine, J. Bobet, R. Luthier and N. F. de Rooij, *Proceedings of IEEE MEMS 1994*, 81-85 (1994)
2) M. Han, W. Lee, S.-K. Lee and S. S. Lee, *Sensors and Actuators A: Physical*, **111**, 14-20 (2004)
3) Y. Yong-Kyu, P. Jung-Hwan and M. G. Allen, *Journal of Microelectromechanical Systems*, **15**, 1121-1130 (2006)
4) マイクロケム社, http://www.microchem.com/Prod-SU8_KMPR.htm
5) H. Sato, Y. Houshi and S. Shoji, *Microsystem Technologies*, **10**, 440-443 (2004)
6) H. Sato, D. Yagyu, S. Ito and S. Shoji, *Sensors and Actuators A: Physical*, **128**, 183-190 (2006)
7) 鈴木孝明, エレクトロニクス実装学会誌, **13**(3), 194-199 (2010)
8) T. Suzuki, T. Tokuda, H. Yamamoto, M. Ohoka, I. Kanno, M. Washizu *et al.*, *Proceedings of IEEE MEMS 2016*, 346-349 (2006)
9) N. Thanh-Vinh, H. Takahashi, T. Kan, K. Noda, K. Matsumoto and I. Shimoyama, *Proceedings of IEEE MEMS 2011*, 284-287 (2011)
10) Y.-C. Kim, J.-H. Park, and M. R. Prausnitz, *Advanced Drug Delivery Reviews*, **64**, 1547-1568 (2012)
11) J. W. Lee, M. R. Han, and J. H. Park, *Journal of Drug Targeting*, **21**, 211-223 (2013)
12) H. Takahashi, Y. J. Heo, N. Arakawa, T. Kan, K. Matsumoto, R. Kawano and I. Shimoyama, *Microsystems & Nanoengineering*, 10. 1038/micronano. 2016. 49 (2016)

5 射出成形および熱インプリントによるマイクロニードルアレイの作製と構造形成

伊藤浩志*

5.1 はじめに

プラスチックに代表される高分子成形加工部品は最先端デバイスを支える基幹部材として非常に重要になっている。特に，マイクロからナノスケールの高精度でのプラスチック成形技術が必要不可欠とされている。プラスチックの超精密成形加工では，プラスチック材料特性や加工技術をよく理解して，この加工技術によって新たな「ものづくり」を展開することが重要である。ここでは，射出成形および熱インプリントによる微細構造転写技術について，特にマイクロニードルアレイ形状の作製技術の研究成果を中心に紹介する。

5.2 マイクロ・ナノスケールの微細表面転写成形の課題と動向

射出成形とは，加熱溶融させたプラスチック材料を金型内に射出注入して金型内部で材料を冷却・固化させることによって，金型の形を賦型する技術である。射出成形は，複雑な形状の製品を大量に生産するのに適しており，プラスチック成形品の多くはこの加工によって製造されている。射出成形は大きく分けて6つの工程がある。金型の型締め，材料の可塑化，射出，保圧，冷却，型開きと製品取り出しに分かれる。射出成形によって，これまでも微細・精密・微小成形品の製造が行われている。身の回りには，時計の針，機械の微小ギア，回折格子や光学レンズなどの製造にも実績があり，既にサブマイクロスケールの表面構造体を有するプラスチック成形品が数多く開発されている。ここで，微細表面転写成形技術の概略を整理する。図1(a)，(b)には射出成形およびホットエンボス成形を示す。表面微細形状を有する金型インサートを使用すれば，完全に賦型が可能であれば，理論的には同じ形状のものが射出成形できることになる。したがって，射出成形においても高いアスペクト比を有する表面構造部材が作製できることを意味する。これまで，材料特性と転写機構などの議論も詳細になされている。

一方，微細転写成形の一つにホットエンボス（hot embossing）が挙げられる。ホットエンボスは非常に古い技術であり，金型を用いて，加熱金型もしくは（および）加熱した基材を型押しして，基材表面に構造やパターンを付与するプレス成形技術である。図1(b)には，微細表面構造を有する成形品作製のためのホットエンボス技術の概略を示す。表面微細形状を有する金型インサートを使用し，プレス成形を行うものであり，理論的にはスタンパー形状に対して反転形状のものができることになる。しかし，射出成形に比べて，等温プロセスになるため一つのサイクル時間は長時間になる。これまで，ナノスケールの表面構造を有する金型を用いたプレス成形技術として，ナノインプリントと呼ばれている表面微細形状付与技術が提案されてきた。ナノインプリント技術で最も簡便な方式が，熱によって形状を付与する熱ナノインプリントが挙げられる。

---

* Hiroshi Ito 山形大学 大学院有機材料システム研究科 教授，研究科長

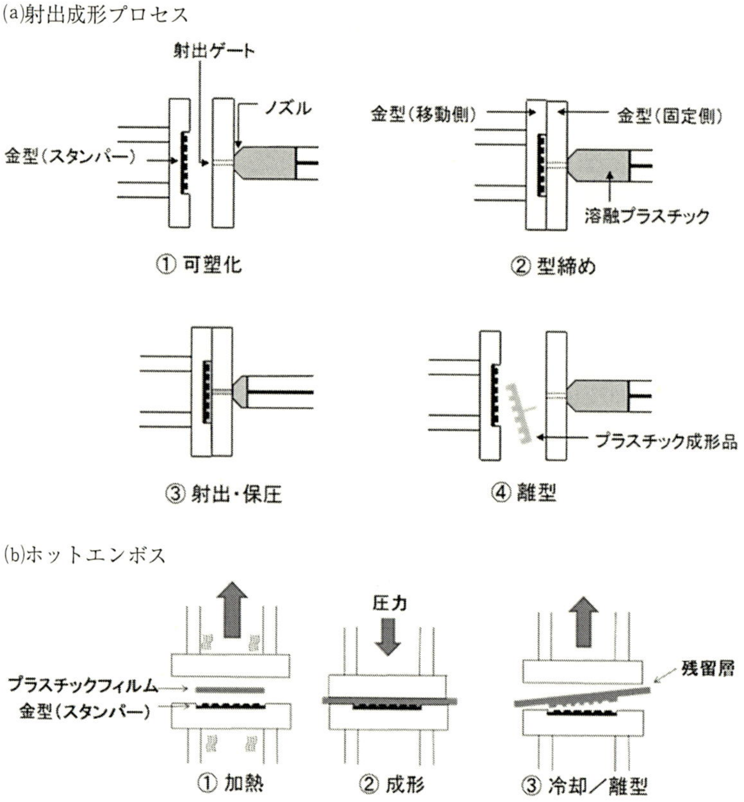

(a) 射出成形プロセス

① 可塑化　　② 型締め　　③ 射出・保圧　　④ 離型

(b) ホットエンボス

① 加熱　　② 成形　　③ 冷却／離型

図1　微細表面構造を有する成形品作製のためのプロセス概略

ナノインプリント技術には，熱ナノインプリントだけではなく，紫外線（Ultra Violet；UV）硬化樹脂を利用したUVナノインプリントがある。UVナノインプリントは，UV硬化樹脂を用い，透明モールドもしくはガラスなどの透明基板上に薄膜樹脂を塗布して光により樹脂を硬化させる。

ホットエンボスやインプリントなどの転写成形は，生産性に課題を有しており，生産性向上のため，様々なロール・ツー・ロール（RtR）インプリント技術が提案されてきた。本技術は，円筒モールドもしくはロール表面にスタンパーを貼り付けて，これらのモールド・スタンパーを樹脂に押し当てて，透明な支持フィルム上に連続的に微細転写成形する方法である（図2）。UV樹脂を支持フィルム上へ塗布し，室温下で露光転写できるため，生産性に優れる。しかし転写パターンに制約があり，転写したパターンとモールドのパターンとが離型時に相互に干渉すると転写精度を悪化させる[1]。円筒径を大きくすれば平面に近づくためにこの問題は軽減されるが，モールドが高価になるなどの課題がある。

プラスチックの成形加工は，成形条件によって樹脂の粘度特性も変化し，冷却挙動も異なり，さらにはスキン層・せん断配向層・コア層などの高次構造分布についても大幅に変化する。これ

第2章 マイクロニードル製造技術と穿刺評価

(a) UV式RtR装置

(b)熱式RtR装置

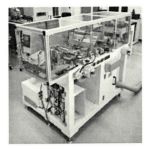
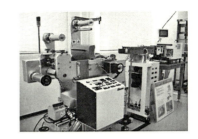
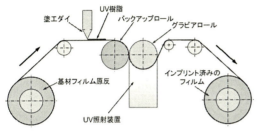
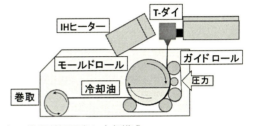

図2 ロール・ツー・ロール（RtR）の装置外観写真と内部構成

らの構造分布について，より詳細に系統的に議論する必要があり，また，構造形成機構を解明することが表面転写性を議論するためにも重要であると認知されている。

5.3 射出成形によるマイクロニードルアレイの成形

これまで，マイクロスケールの構造体を持つ様々な射出成形品が研究され，高い表面転写率を有する微細表面構造品も開発されてきた[2~5]。しかし，円錐形微細突起という独立構造体では，その樹脂の充填が残留空気の影響や早い樹脂冷却により，高い表面転写性を実現するのが困難であった。そこで筆者らは，より高い転写率を実現する円錐形微細突起成形品を作製することを試みた[6]。ここでは，様々な成形条件による転写性の評価および新たな微細成形加工技術として，射出成形，射出圧縮成形や超臨界流体射出成形技術による微細転写性の効果について述べる。

本研究では，市販のポリカーボネート（PC）を用いた。米国食品医薬品局（FDA）にて認可されている材料グレードのPCであり，流動性は低く，微細転写成形には不利な材料である。成形に使用する金型の駒は4mm角の範囲にニードル状の孔が5×5個で等間隔に並んでいるものを使用した。1つの転写ニードルは径70μm，先端径30μm，高さ200μmである。ここでは，成形加工技術として金型の真空引きおよび超臨界二酸化炭素を樹脂に含浸する射出成形システムを用いて実験を行った。さらに，成形加工技術として射出圧縮成形の効果を調べた。

図3には，通常射出成形における金型温度の影響および射出速度の影響を示す。ここでは，金型温度130～180℃，射出速度100～250 mm/sの範囲で成形し，表面構造を電子顕微鏡（SEM）にて観察するとともに，走査型レーザー顕微鏡（OLSM）にて，溝深さと製品の高さの比較から

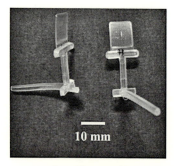

成形品の形状

設定 射出速度 250 mm/s	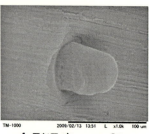	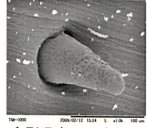
	金型温度 100 ℃	金型温度 180 ℃
金型温度 150 ℃	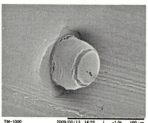	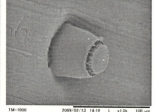
	速度 100 mm/s	設定速度 250 mm/s

図3　成形品の外観と表面のマイクロニードルアレイ形状

転写率を調べた。さらに，成形品の厚さによる転写性の影響についても調べた。この結果，金型温度が高くなるほど転写性は良くなることが分かる。金型温度が150℃を超えると金型温度の効果が顕著に現れた。この温度は，PCのガラス転移温度に対応しており，転写性には樹脂の粘度と固化温度が影響することが分かった。さらに，射出速度が高くなるほど転写性は良くなった。しかし，速度200 mm/sを超えると速度が設定値まで上がらず，射出充填圧力により効果が薄れていくことも示唆された。また，成形品の厚さでは大きな差は出なかった。

　射出成形加工技術として，金型の真空引きおよび超臨界二酸化炭素（CO_2）を樹脂に含浸する射出成形システムを用いて実験も行った。成形加工技術として射出圧縮成形の効果を調べた。ここで，金型の真空引きと超臨界二酸化炭素流体を利用した射出成形技術については，金型温度は160℃までとした。この結果，真空引きの効果は，二酸化炭素含浸の圧力が0 MPaの場合は影響

第2章 マイクロニードル製造技術と穿刺評価

が小さいが,ガスの付与と真空引きにより転写率が向上した。ガス圧力が7 MPaまで高くなると,転写には高い効果が得られた。図4には,二酸化炭素含浸と金型真空引き手法による構造体の様子を示す。CO_2含浸を利用し,さらに金型内部の真空引きを行うことで転写性は飛躍的に向上し,転写が設計値より大きくなり離型時に,PC構造体の変形が生じたことも分かる。最大の効果で平均構造体の高さが183.9 μmを示し,アスペクト比は2.63であった。一方,射出圧縮成形は転写率の向上が見られ,転写率は圧縮条件によっても依存した。これらの実験結果から,金型の真空引きでは15～25%,超臨界状態のCO_2を利用した射出成形では100～200%,射出圧縮で30～60%程度の転写率の向上が見られた。

さらに最近,筆者らは中空構造を有するマイクロニードルアレイを作製し,その転写性について研究を行っている[7]。ここでは,高アスペクト比を有する中空構造を有する独立微細突起構造体を射出成形により成形し,その形態転写率および高さ転写率を評価した。これらの転写率の成形条件依存性を明らかにするとともに,さらに実際に対象物に押込んだ場合の挙動を比較検討し,成形品の押込み特性を検討した。樹脂には流動性の異なる二種類のポリカーボネート,ポリプロピレン(PP)を使用した。金型の微細加工には超精密5軸加工機(ファナック製,ROBONANO α-0iB)を使用した。加工形状は独立微細突起構造体であり,これが正方状に5×5個で等間隔に配置されている箇所が8か所存在している。

成形条件はヒケやソリの無い良品のとれる条件範囲内で行った。得られた成形試料に対し,共焦点レーザー顕微鏡を用いて成形品表面の形態観察および高さ測定を行い,高さ転写率および形態転写率をそれぞれ評価した。また,ゼラチンフィルム(Difco製)をキャスト法にて作製し,これを蒸留水に浸した後,一定時間成形品と荷重を乗せて,PPおよびPCマイクロニードルの

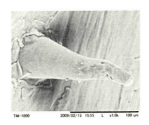
CO_2含浸有り 真空引き有り

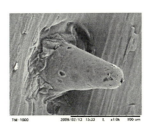
CO_2含浸無し 真空引き有り

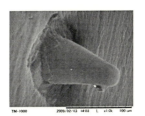
CO_2含浸有り 真空引き無し

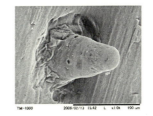
CO_2含浸無し 真空引き無し

図4 超臨界二酸化炭素含浸と金型真空引き手法による構造体の形状変化

押込み試験を試みた。試験後のフィルム表面を走査型電子顕微鏡（SEM）と共焦点レーザー顕微鏡により形態観察および押込み深さ測定を行い，押込み特性として荷重と印荷時間毎の押込み深さをそれぞれ評価した。あわせて，ナノインデンター（東陽テクニカ製，Nano-indentor G200）にて，マイクロニードル構造体の表面硬度なども調べた。

　図5(a)にSEMによるPP成形品の形態観察結果を示す。流動方向は下から上方向である。PCは二つの流動性が異なる原料を使用し，より転写率の高いものをPPと比較した結果，PP，PCともに完全充填には至らなかったが，射出速度および保圧，金型温度を上げていくことで転写率は向上することが分かった。図5(b)には転写率の定量化として，高さ転写率および形態転写率を示す。PPでは流動方向に沿ってウエルドラインが観察され，これは金型温度を上げることによりウエルドラインが改善されることが分かった。転写率は約80％であり，金型内真空引きなどを利用することで転写率を100％とより改善できることは容易に理解できた。

　図6にPCおよびPP成形品を押込んだあとのゼラチンフィルムの形態観察結果を示す。ゼラチンフィルムへの押込み試験の結果，負荷荷重の増加および印荷時間の増加により，押込み深さは増大することが分かった。荷重0.05 MPaの条件で，ニードルアレイ成形品を押込んだゼラチ

(a) SEMによる形態写真（射出条件：保圧50 MPa，射出速度75 mm/s）

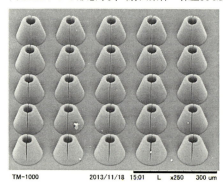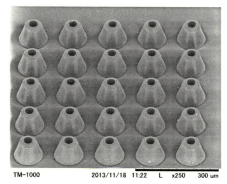

(b) PP構造体の転写率（射出条件：保圧50 MPa）

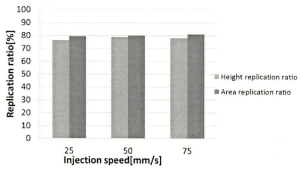

図5　PPマイクロニードルアレイ構造（射出条件：保圧50 MPa）

第2章 マイクロニードル製造技術と穿刺評価

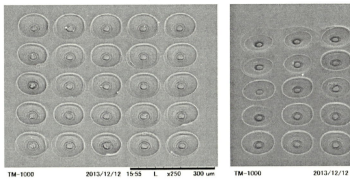

(a)PP，負荷時間5分（全体）　　　(b)PP，負荷時間10分（全体）

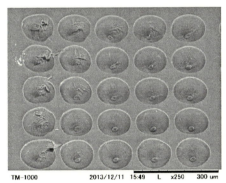
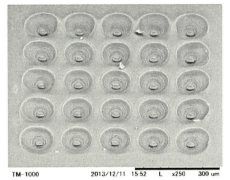

(c)PC，負荷時間5分（全体）　　　(d)PC，負荷時間10分(全体)

図6　SEMによる押込み試験後のゼラチンフィルム表面の様子（印荷荷重0.1MPa）

ンフィルムでは，負荷時間を増やすことにより，深さ転写率は約6～8％向上した。荷重0.1MPaの条件で成形品を押込んだゼラチンフィルムでは，負荷時間を増やすことにより，深さ転写率は約10～15％向上した。また，荷重を増やすことにより，深さ転写率は約40％向上した。さらに，ナノインデンターと縦引張試験機による弾性率測定において，ゼラチンフィルムと比較して成形品は押込み試験を行うために十分な硬さを持っていることが分かった。さらに，試験後の成形品に変形は見られなかった。以上の結果より，射出成形によって中空構造を有するマイクロニードル構造体を作製でき，成形品をゼラチンフィルム表面へ押込むことで圧痕を付与できることが明らかとなった。

5.4　ホットエンボスもしくはRtRナノインプリントによるニードル成形の研究

　近年，ホットエンボスやナノインプリントによる微細転写成形の研究は，より最終製品や応用部品を意識した内容が多い。微細構造を有するマイクロニードルアレイの作製には多大なコストと長い作製時間を要し，量産が困難である。そこで，低コスト・量産化の改善方法として熱式

ロールインプリント法が挙げられる。我々の研究グループも，熱式 RtR プロセスによって連続的に回折格子などの微細転写成形を行うとともに，様々な非晶性ポリマーフィルムの構造・物性を評価している[8]。我々は，熱式ロールインプリント装置を用いて，フィルム表面にマイクロニードルアレイを賦型することを検討してきた。ここでは，材料や成形条件が成形品の転写性にどのように影響を与えるかを調べている[9]。

　使用した原料は，前述のポリプロピレン（PP），ポリカーボネート（PC）を用いている。使用した装置は，我々が設計した熱式ロールインプリント装置（東洋精機製作所製，RNP1）を用いた。PP と PC の成形条件は，PP の金型温度を90～110℃，PC では170～190℃であり，巻取速度を0.5～0.7 m/min，冷却油温度を20～60℃とした。さらに，T-ダイ温度は，PP では230～250℃，PC では280～300℃と変化させた。圧力は0.3 MPa の一定とした。図7は，PP のロールインプリントした成形品の転写率と巻取速度の関係を示す。巻取速度を上げると，転写率が低下する傾向が見られた。これは，サイクルタイムが短くなることで加熱・圧力をかける時間が短いために金型に樹脂が入り込まずに，離型されていると考えられる。この結果より，巻取速度は比較的低速が最適であることが分かった。しかし，量産性の観点からは，より最適な加熱・圧力の条件を模索する必要があることが分かった。また，微細突起アレイ構造であることから中

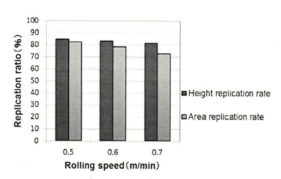

図7　PP ロールインプリントした成形品の転写率と巻取速度の関係

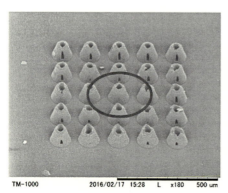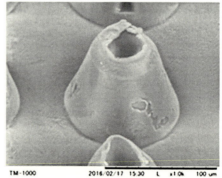

図8　熱式ロールインプリントで作製した PP アレイ構造の SEM 像

第2章 マイクロニードル製造技術と穿刺評価

央部の穴構造が変形する様子が確認された。図8には，PPアレイ構造のSEM像を示す。金型温度110℃，巻取速度0.5 m/min，T-ダイ温度230℃，冷却油温度20℃の場合である。画像から成形品がほぼ良好に転写していることが分かるが，凸部孔では若干構造が破壊する様子も観察された。

　離型プロセスは今後，微細転写成形技術による設計通りの表面構造を作製するためには最も重要になる。これまで，金型に対する離型処理方法と多くの離型剤が存在する。近年，様々な離型処理法が提案され，特にフッ素系超薄膜などの金型表面処理が開発，報告がなされてきた。これらの表面処理による離型能力は，成形回数の増加とともに低下してくる。射出成形においては，高圧下で溶融樹脂が金型によって急激に冷却されるため，離型能力の低下はより顕著に現れる。今後は処理方法と耐久性などのデータベースを構築し，最適な処理方法や処理剤（膜）の開発が必要不可欠である。

文　　　献

1) 瀧健太郎，高山哲生，伊藤浩志，第61回レオロジー討論会要旨集，262（2013）
2) H.Ito, H.Suzuki, *Journal of Solid Mechanics and Materials Engineering*, **3**(2), 320-327 (2009)
3) Y. Kayano, K. Zouta, S. Takahagi, H. Ito, *Intern.Polymer Processing*, **26**(3), 304-312 (2011)
4) D. Chu, A. Nemoto, H. Ito, *Microsystem Technologies*, **20**, 193 (2014)
5) D. Chu, A. Nemoto, H. Ito, *Applied Surface Sci.*, **300**, 117 (2014)
6) K. Uchiumi, T. Takayama, H. Ito, A. Inou, *Intern. Journal Modern Physics: Conference Series*, **6**, 166-171 (2012)
7) Y. Maeda, H. Ito, *Proceedings of The 22nd Regional Symposium on Chemical Engineering (RSCE 2015)*, 97, September 24-25, Bangkok, Thailand (2015)
8) T. Egawa, T. Takayama, K. Taki, H. Ito, Y. Kayano, *Proceedings of the SPE ASIA TEC 2013*, P04, Korea (2013)
9) 前田祐貴，伊藤浩志，繊維学会年次大会2016予稿集，**71**(1)，2D09 (2016)

6 精密微細機械加工技術を用いたマイクロニードルアレイの開発

三重野計滋*

6.1 諸言

マイクロニードルは，皮膚から薬剤を供給するドラッグデリバリーシステム（Drug Delivery System：以下 DDS）技術として医薬品のほか化粧品分野など多くの分野で，今後大きなニーズが期待されている。

マイクロニードルの製造方法については，様々な研究開発が為されているが，ここでは，精密微細機械加工技術を用いた自己溶解型マイクロニードルを製作する技術について紹介する。

自己溶解型マクロニードルとは，微細なアレイ形状を経皮吸収製剤で一体に固めて製作したDDSである（写真1）。

痛みを伴わず薬が投与できる技術は，随分以前から各方面で研究が為されてきたが，現状では，一般的にフォトリソグラフィー技術を使いアレイ形状を製作する。プレス加工による転写技術で電鋳鋳型を製作し，そこに経皮吸収製剤を充填すると，一体に固まった自己溶解型のマイクロ

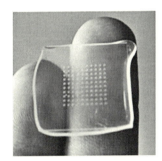 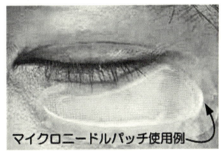

写真1　自己溶解型マイクロニードル

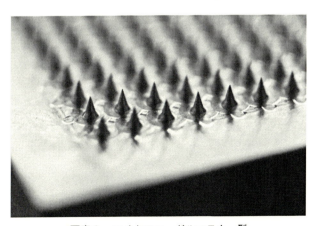

写真2　マイクロニードルマスター型

---

*　Keiji Mieno　㈱ワークス　代表取締役

ニードルが成形される。

ここでは，鋭利なアレイ形状を微細加工してマスター金型を精密に製作する技術を紹介する。数百本のアレイをすべて均一で同じ加工精度に精密加工すること（写真2）を目的とした技術である。

6.2 自己溶解型マイクロニードルとは

経皮吸収製剤で成形したアレイを皮膚に刺して浸透させると，体温の温もりで溶けていくという発想で開発されたものである。

また，マイクロニードルの仕様は，様々な形が想定される。針全体を経皮吸収製剤で一体化して固めたものや先端のアレイ部のみを薬剤にしたもの（写真3，写真4）など。

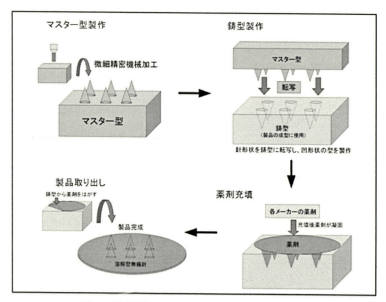

図1　経皮吸収型マイクロニードルの製造の流れ

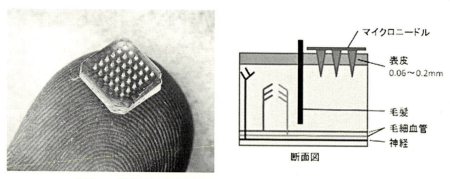

写真3　経皮吸収製剤で成形加工されたマイクロニードルアレイ

第2章 マイクロニードル製造技術と穿刺評価

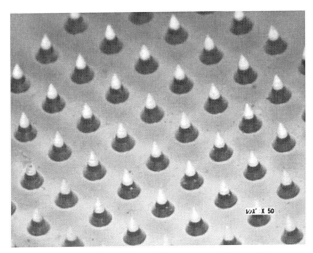

写真4 先端を薬剤で成形したマイクロニードル

これは医薬品メーカーや化粧品メーカーが使用する薬剤の特性を考慮して効果的な仕様が決定される。最終的なマイクロニードルの仕様によりマスター金型の仕様も変える必要がある。

先端を鋭利に形成したピン形状や先端部にくぼみを加工したものなど，様々な形で自由に加工可能なことが機械加工方式の最も特徴的で有利な点である。

6.3 マスター金型
6.3.1 マスター金型と材質

マスター金型の材質選定について述べる。

微細機械加工ではあらゆる材質での加工は可能であるが，マイクロニードルは，皮膚にアレイを刺すDDSなので，生体適合性と機械加工性を考慮してマスター金型の材質を選定する必要がある。ここでは，SUS 304材を使用する。

精密にアレイ形状を加工する方法としては様々な選択肢が予想されるが，アレイの先端を鋭利に，バラツキがない高精度に加工する為には，精密マシニングセンターによる機械加工法が好ましい。

マシニングセンターでは基本的にSUS 304のブロック材料から削り出して製作していく。

大量のアレイは，すべて鋭利な先端加工を行い，同時に強度，耐久性を考慮して先端部は，真直性を持たせなければいけない。

アレイ先端部は，皮膚への浸透性能を考慮してR 0.005 mm程度で微細加工する事例が多い。

アレイの形状は，写真6，写真7(a)，(b)に示すように円錐形状の角度を変えたり，また，四角錐形状など自由に加工することができる。

これは，他の製造方法では，基本的に困難であり特筆すべき特徴である。

高品質なマスター金型を加工するには，加工上必要不可欠で重要ないくつかの要素技術が複合

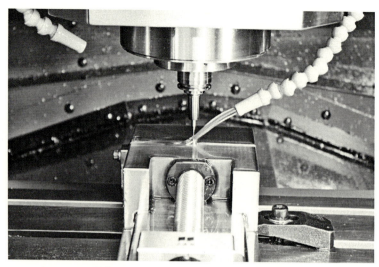

写真5　マシニングセンターでの加工風景

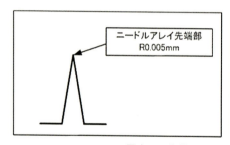
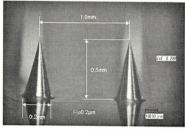

写真6　先端R0.005mmのニードル

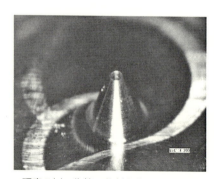
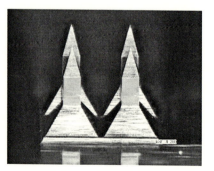

写真7(a)　先端に薬剤を入れるタイプ　　　写真7(b)　四角錐の針

的に関わりあっているので，全体バランスをすべて最適化させた加工技術を構築する必要がある。

次に，加工工具の選定，加工条件，加工機械，加工環境について，以下に述べる。

第 2 章　マイクロニードル製造技術と穿刺評価

6.3.2　加工工具の選定と機械への装着

アレイ先端部の加工は，脆く曲りやすいので，細やかな加工条件が求められる。

まず加工工具の切れ味。よく切れる工具でなければいけない。これは非常に重要な要素技術である。工具先端部の切れ刃は，耐久性と切れ味に優れた工具である必要がある。

切れ味が良いこと以外に工具自体の精度，真円度及び円筒度も重要である。

加工時のアレイの先端への加工負荷は，最小限に抑えた条件でなければ，マスター金型のアレイ先端が曲がってしまう。

通常，工具を加工機に装着すると若干なりと回転フレが発生する。これは被加工材料に断続的な加工負荷をかけることになるので，微細なアレイ先端加工の結果に大きく影響することになる。

本来，加工機の主軸回転フレは，ゼロにすることが望ましいがこれは不可能に近い。ただ限りなくフレを軽減することは可能である。それは機械上で工具の回転フレを除去する修正加工を施すことである。

一般的なマシニングセンターでは，機械主軸の回転フレが0.01〜0.02 mm 程度あるものが多いが，これでは加工への影響が大きいので，可能な限り主軸回転フレが少ない高精度なマシニングセンターでの加工が望ましい。

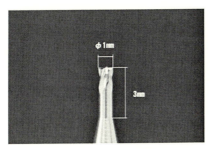
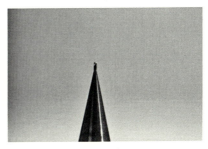

写真 8　先端 φ1mm の微細加工工具（超硬合金製）

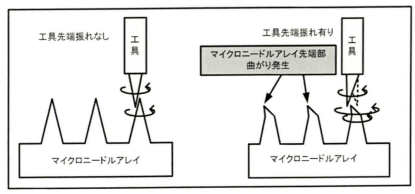

図 2　工具の回転フレによるたたき現象

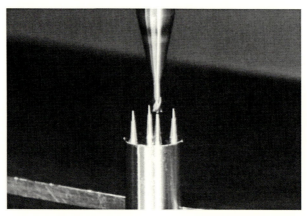

写真9　マシニングセンターでの加工風景

できれば，0.002 mm 程度の回転フレに抑えた加工条件の設定が良いと判断する。

アレイ先端は R 0.005 mm 程度に加工するので，マイクロニードルの加工においては限りなく，工具回転フレを抑えた高精度な加工機が望ましいのである。

6.3.3　加工条件

次には，適正な加工条件が重要である。加工時の適正な切り込み送り速度，回転数などの最適条件を見つけ出す必要がある。これはマシニングセンターにより若干変わってくるので，機械設備に合わせて最適化を図る必要がある。

工具への加工負荷の軽減，最適化，連続運転性能など注意すべき要素を加工条件として CAD／CAM を使い最適な加工パスを製作する。

SUS 304ブロック材料からスパイラル状に切り込みながらアレイ形状を創成加工していくが微妙な加工条件の差によって，アレイ先端は容易に曲がってしまうので注意を要する。

6.3.4　加工機械

前述でも示すように工具の回転や位置決めなどの精度誤差は，アレイの加工精度に大きく影響する要素である。

微細なアレイの加工においては，加工工具，加工条件以外に加工機械そのものが持つ精度や設置環境も複合的に影響を受けることがある。

すべておろそかにできないので最善の注意と確認をしなければならない。一般の機械加工製品では，少しミスマッチな加工条件でも加工自体はできるかもしれないがマスター金型の加工においては，少しのミスマッチがあるとアレイ先端は曲がってしまい，加工自体ができない結果となってしまう。

一つ一つが確かな精度で条件設定されていなければいけないのである。マイクロニードルのマスター金型の加工技術は，可能な限り高精度マシンでの加工に限定される製品なのである。

第 2 章　マイクロニードル製造技術と穿刺評価

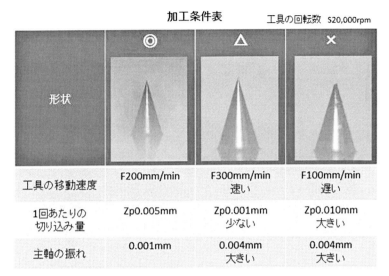

図 3　主軸のフレと加工精度の比較

6.3.5　加工環境

長時間の連続加工では機械を設置している作業環境の温度変化により機械の熱変異が発生してしまい加工結果に大きく影響することがある。従い，作業環境は，一定温度に管理された環境が望ましい。

最適なマスター金型を製作するには，複合した要素技術一つ一つを最適化していくことが重要であり，一つでも不安定な状態があるとアレイの加工そのものが実現できないことになる。

また，それぞれの要素技術を高度化していけば，アレイの品質はさらに向上していくこともできると思われる。

特に機械に装着した加工工具の回転フレは，とりわけ重要な要素技術であり，回転フレが少ない高精度な加工条件下での加工は，工具の耐久性，寿命を飛躍的に伸ばすことができるアレイの形状精度は向上し，また，加工数量も飛躍的に増やして加工することも可能である。

逆に言えば，加工条件に不備があると劇的に深刻な結果になってしまうのである。

6.4　鋳型の製作

6.4.1　鋳型

成形加工する為の鋳型の製作について，説明する。

鋳型は，一般的に電鋳型を使用する事例が多く見られるが当社が推奨する加工技術では，生体適合性及び成形離形性能を考慮して，テフロン材料を使用した鋳型を製作する（特許取得済み）。

テフロン製鋳型は，高精度マスター金型をプレス加工して転写することにより製作する。鋳型

マイクロニードルの製造と応用展開

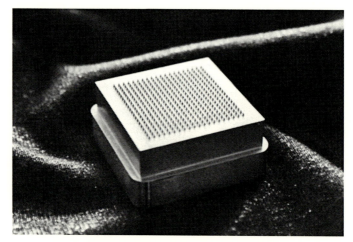

写真10　完成した400針のマスター金型

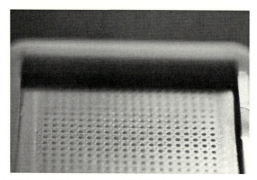

写真11　400針のテフロン製鋳型（特願2014-113570号）

の精度は，高精度マスター金型の精度に影響されるのである。

6.5　成形加工方法
6.5.1　研究用流し込み金型での試作開発

　医薬品や化粧品分野の開発段階では，大量生産ではなく，少量での試作開発，研究に適したマスター金型が必要であり，マスター金型があれば様々な試作開発，研究が自由に，加速して進めることができる。

　アレイとしての機能評価や薬剤がアレイとして固形化するか否かなど様々な性能評価を行う場合に重要な役割を果たす。

　当鋳型は，基本的に1枚単位で自己溶解型マイクロニードルを試作することを目的として作られた流し込み方式の金型である。

　自己溶解型のマイクロニードルの普及は，机上での薬剤の研究では構想の域を出ることはないので，このような試作用鋳型を利用し，試作実験を繰り返すことが実用化へ近づくと思われる。

第2章　マイクロニードル製造技術と穿刺評価

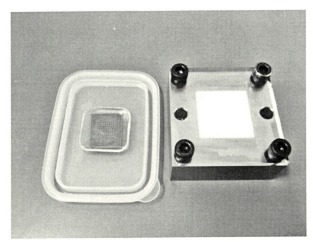

写真12　流し込み方式のシリコン製鋳型

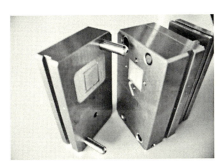 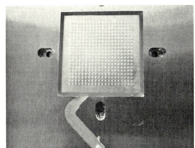

写真13　マスター型を組み込んだ射出成形金型

　重要なことは，様々な薬剤を金型に充填し，マイクロニードル製品の試作を数多く実行し，実際に実証実験を繰り返してこそ，DDS技術の進展につながることなのである。

　当鋳型の中に薬剤を充填させ硬化して剥がせば，自己溶解型マイクロニードルが完成するので，便利で使いやすい簡易的な金型なのである。

6.5.2　量産型

　また，鋳型はダイセットに組み込めば量産対応も可能な射出成形金型となる。完成した射出成形金型は，成形機に搭載することで量産加工が実現できる。

　精密加工とバイオメディカルの融合により今まで製作することが困難であったDDS製品が生まれることになり，新産業の創成につながれば幸いである。

6.6　測定方法

6.6.1　非接触レーザー測定

　鋳型での成形転写形状の評価は，非接触のレーザー測定器で確認することができる。レーザー

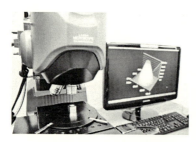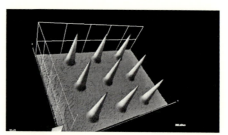

図4　非接触レーザー測定器で撮影した画像

測定器は，操作が平易で誰にでも簡単に微細形状の確認，測定ができる。

6.7　結言

この精密微細機械加工技術は，元々，電子部品や光学製品の金型等に使われている加工技術であるが，医工連携の先進的な技術として開発してきたものである。

ものづくり技術を医療，バイオ分野に活かすことで，従来にない最新の医療技術の開発を実現させたいと願う。世界には，毎日注射をしなければいけない多くの子供たちや病の人々がいる。このような人々を早期に注射のストレスから解放して差し上げ，また，今も薬を手に入れることができないで無残にも亡くなっていく人たちを早く救う為にも，当技術の実用化と普及を進めなければいけないと考える。

世界の人々のライフサイエンスに寄与できることを祈念する。

7 物理的アプローチによるマイクロニードル穿刺評価

式田光宏*

7.1 はじめに

本節では物理的アプローチによるマイクロニードル穿刺評価技術について概説する。具体的には，荷重変位曲線に基づいた力学的穿刺評価方法，光学顕微鏡，光干渉断層装置（OCT：Optical coherence tomography）を用いた光学的穿刺評価方法を紹介する。

7.2 荷重変位曲線に基づいた力学的穿刺評価方法

本項では力学的手法によるマイクロニードル穿刺評価技術について述べる。具体的には，穿刺対象となる皮膚もしくは樹脂製シートにマイクロニードルを押し付けた際の荷重と変位とを計測し，得られた荷重変位曲線からマイクロニードルの穿刺特性を計測評価する方法について紹介する。一般に，力学的評価方法で用いられる計測装置は，マイクロニードルに荷重を印加するための駆動部と，荷重点における変位及び印加荷重を測定するための計測機構とからなる。図1に平行板ばねを用いた荷重変位機構例を示す。本荷重変位機構では，試料台の表面に皮膚（樹脂製シート）とマイクロニードルをおき，平行板ばねを用いてマイクロニードルに荷重を加える[1,2]。具体的には，zステージに平行板ばねの支持部が固定されており，ステージを鉛直下向きに移動させることで板ばね先端部にてマイクロニードルに荷重を印加する。荷重印加時における板ばね先端部とzステージの移動量（板ばね支持部の移動量）を同時計測し，これらの値（板ばね変形量を意味する）と予め求めておいた板ばねのばね定数から，マイクロニードルに加えた荷重を算出する。なお，板ばね先端部で計測した移動量が荷重点における変位になる。zステージの移動速度により，準静的な荷重印加と，動的な荷重印加とに区別される。例えば，zステージを離散

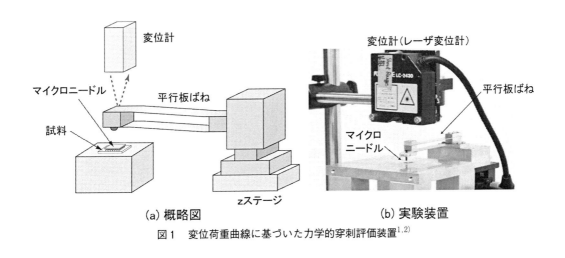

図1 変位荷重曲線に基づいた力学的穿刺評価装置[1,2]

---

* Mitsuhiro Shikida　広島市立大学　情報科学研究科　医用情報科学専攻　教授

的に移動させ，つり合い条件下での計測とステージの移動とを交互に行えば，準静的な力学的穿刺評価方法となる。一方，zステージを一定速度で移動させながら荷重と変位計測とを連続的に計測すれば，動的な力学的穿刺評価方法になる。なお，動的な穿刺評価方法を行う場合には，穿刺現象の変化に対して計測系の固有振動数が十分大きくなるように計測評価システムを設計・構築する必要がある。以下に，準静的な力学的穿刺評価方法を用いた場合について詳細に述べる。

　皮膚へのマイクロニードルの穿刺特性を準静的な力学的穿刺評価方法で計測する場合，以下に示すような二つの方法が用いられる。

7.2.1　荷重変位曲線から穿刺特性を計測評価する方法[3,4]

　皮膚にマイクロニードルを穿刺する場合，マイクロニードルによる穿孔に対して皮膚表面の穿刺抵抗が大きく，かつ皮膚が弾性変形しやすい場合（図2(a)），マイクロニードルへの荷重印加により先ず皮膚が大きく撓み，その後の更なる荷重印加でマイクロニードル先端部にて皮膚表面に穿孔が生じ，ニードルが皮膚内部へと挿入される。この場合，穿刺直後にマイクロニードルが

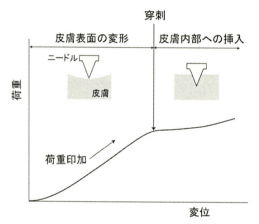

（a）単一の荷重変位曲線から穿刺荷重を判断する方法

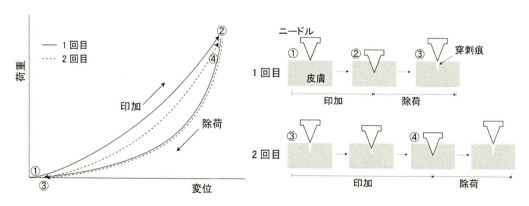

（b）複数回実施の荷重変位曲線から穿刺の有無を判断する方法
図2　荷重変位曲線に基づいた力学的穿刺評価方法[1,2]

第2章 マイクロニードル製造技術と穿刺評価

皮膚最表面の角質層を突き抜けるために，図2(a)に示したように穿刺時においてマイクロニードルの変位量が大きく変化する。その結果，荷重変位曲線におけるグラフの傾きの変化から，マイクロニードルが皮膚内部へと穿刺されたときの印加荷重を容易に求めることができる。なお，マイクロニードルが皮膚内部へ挿入された後は，皮膚内におけるマイクロニードルに対する挿入抵抗の大きさにより荷重変位曲線の傾きが決定される。このように，穿刺に対する皮膚表面の抵抗が大きく，かつ皮膚が弾性変形しやすい場合には，(1)マイクロニードルによる皮膚表面の変形，(2)マイクロニードル先端部による皮膚表面での穿孔及び皮膚内への挿入，といった二つの異なった皮膚変形モードが荷重変位曲線上において曲線の傾きの変化として明確に表れるために，マイクロニードルが皮膚に穿刺する時点を比較的容易に判別できる。しかしながらマイクロニードルの先端部が先鋭となり，その結果，皮膚が大きく撓むことなく，すなわち低荷重で皮膚表面に穿孔が生じる場合には，荷重印加とともに，マイクロニードルが皮膚内に徐々に挿入され，その結果，荷重変位曲線上の傾きが滑らかとなり，上記のような方法で穿刺を判断することが難しくなる。すなわち，一つの荷重変位曲線から穿刺特性を計測評価することが難しくなる。

7.2.2　複数回実施の荷重変位曲線から穿刺の有無を判別する方法[1,2]

穿刺荷重の低減を目的として，マイクロニードル先端部の先鋭化を図ると，上記に示したように，低荷重領域にてマイクロニードルにより皮膚表面に穿孔が生じ，荷重印加とともにマイクロニードルが皮膚内に徐々に挿入され，その結果，一つの荷重変位曲線から穿刺の有無を判断することが難しくなる。上記課題を克服する方法として，荷重の「印加—除荷」という一連の工程を複数回行い，そのときに得られた荷重変位曲線から穿刺の有無を判断する方法が提案されている[2]。最大印加荷重を決め，その条件下で皮膚にマイクロニードルを複数回押し付ける。1回目の荷重印加でニードルが皮膚へ穿刺した場合には，図2(b)に示すような荷重変位曲線が得られることになる。すなわち，1回目の荷重印加で，マイクロニードルが皮膚内へ穿刺されていれば，2回目の荷重印加は穿刺痕有りでの穿刺条件になるために，荷重変位曲線の傾きが1回目のそれとは異なる。従って，荷重の「印加—除荷」という一連の工程を2回以上行えば，1回目の荷重印加により穿刺されたか否かを判断することができる。なお，除荷時においては，穿刺済みの状態から力を除荷することになるので，1回目とそれ以降とは同じになる。

実際に，ピラミッド形状のSi製マイクロニードル（高さは0.21 mm）で厚さ0.5 mmのシリコーンゴムシートを穿刺したときの荷重変位曲線を図3に示す。図3に示したように，2回目以降では同一荷重条件下で1回目よりも大きな変位が得られており，1回目の荷重印加でマイクロニードルが穿刺していることがわかる。また，2回目以降は穿刺痕有りという条件が同一になるため荷重変位曲線も同一になる。なお，本評価方法は，穿刺の有無を判定することはできるが，穿刺に必要な最低荷重値を評価できないという課題がある。

7.3　光学的穿刺評価方法

本項では光学的手法によるマイクロニードル穿刺評価技術について述べる。マイクロニードル

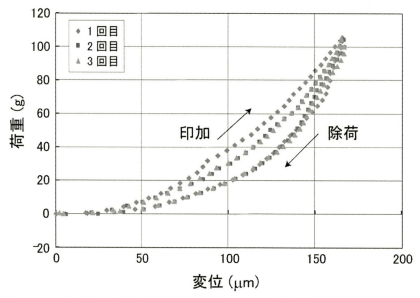

図3 力学的手法による Si 製マイクロニードルの穿刺性評価結果（対象：シリコーンゴムシート）[2]

の先端部が先鋭な場合，上記力学的穿刺評価方法では，穿刺の有無を判定することはできるが，穿刺に必要な最低荷重を計測評価できないという課題がある。そこで，上記力学的穿刺評価方法に光学的な評価方法を加えた場合の結果を図4に示す[5]。ピラミッド形状の Si 製マイクロニードルと生分解性マイクロニードル（材料：15 wt.% 低分子コラーゲン（分子量5千）+ 5 wt.% ヒアルロン酸 Na（分子量10万））を用いて厚さ0.5 mm のシリコーンゴムシートに穿刺を行い，そのときの荷重変位を計測しつつ，各荷重印加時の穿刺痕像を光学顕微鏡により観察した。その結果を図4(b)(c)に示す。なお，マイクロニードルの高さは0.3 mm である。図4(c)に示すように，Si 製及び生分解性マイクロニードルともに印加荷重が0.3 gf 以上になると穿刺痕が明確になる。なお，Si 製と生分解性ニードルとを比較すると，同一荷重条件下で生分解性ニードルの方が大きな変位を示している（図4(b)）。これは生分解性マイクロニードル自体の変形を意味していると推察している（本評価法では，ニードル先端部ではなく，ニードル支持部での変位を計測しているために，ニードル自体の変形も含んだ値が変位量となる）。すなわち，荷重印加とともに，生分解性ニードルは，圧縮による変形をしながら対象物に穿刺している。また，電子線顕微鏡で穿刺痕を観察したときの様子を図5に示す[2]。図5はアレイ状の Si 製マイクロニードル（高さ0.2 mm）をマウス皮膚に穿刺したときの結果である。

上記に示した光学顕微鏡もしくは電子線顕微鏡による穿刺痕確認は，簡便ではあるがリアルタイムで評価することができない，またマイクロニードルと皮膚との界面状態を確認することもできない。本課題を克服する方法として，試料深さ方向の情報を非侵襲で観察可能な OCT（Optical coherence tomography）をマイクロニードルの穿刺評価に用いるという方法が提案さ

第2章 マイクロニードル製造技術と穿刺評価

れている[6~10]。OCT は光干渉断層計と呼ばれ生体試料に近赤外線の後方散乱光を照射し，干渉を利用することで試料断面を非侵襲で観察する光学装置である。近年，OCT は医療現場において診察機器として導入され，特に眼科領域においては網膜の断層像観察などに用いられている。クィーンズ大学ベルファスト（Queen's University Belfast，英国）の研究グループでは，リアルタイムで断層像観察が可能であるという OCT の特性を活かし，穿刺時におけるマイクロニードルと皮膚との界面状態を計測評価できることを実証している。

以上，力学的及び光学的穿刺評価方法について概説した。現時点で理想的な穿刺評価方法は，力学的穿刺評価方法に OCT を組合わせて，リアルタイムで荷重，変位，そしてニードル先端部

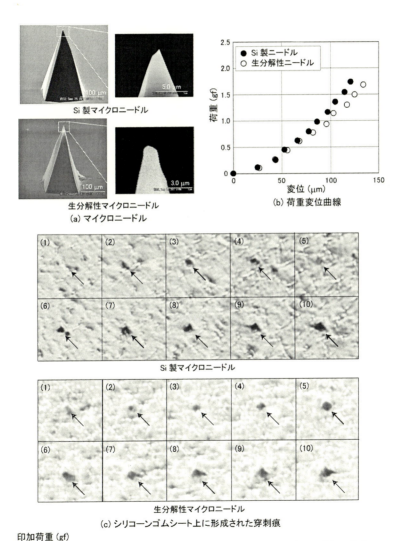

図4 力学的及び光学的手法による Si 製及び生分解性マイクロニードルの穿刺性評価結果[5]

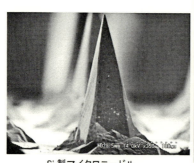
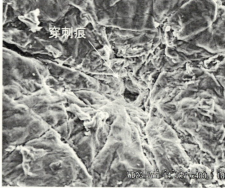

Si製マイクロニードル

図5 Si製マイクロニードルによる穿刺痕（電子線顕微鏡画像）[2]

と皮膚との界面情報を検出する方法であると考える。なお，マイクロニードル穿刺時における穿刺抵抗の低減，穿刺痕の低減を目的として，穿刺時にマイクロニードルに振動を加えるという方法も提案されている[11,12]。

7.4 まとめ

物理的なアプローチによるマイクロニードル穿刺評価技術のまとめを以下に示す。

(1) 荷重変位曲線に基づいた力学的穿刺評価方法においては，穿刺対象となる皮膚にマイクロニードルを押し付けた際の荷重と変位を計測し，得られた荷重変位曲線からマイクロニードルの穿刺特性を計測評価する。穿刺に対する皮膚表面の抵抗が大きく，かつ皮膚が弾性変形しやすい場合には，(1)マイクロニードルによる皮膚表面の変形，(2)マイクロニードル先端部による皮膚表面での穿孔及び皮膚内への挿入，といった二つの異なった皮膚変形モードが荷重変位曲線上において曲線の傾き変化として明確に表れるために，「皮膚へのマイクロニードルの穿刺」といった現象を比較的容易に判別できる。一方，マイクロニードル先端部の先鋭化を図った場合には，低荷重領域にてマイクロニードルが皮膚に穿刺され，荷重印加とともにマイクロニードルが皮膚内に徐々に挿入されることとなり，その結果，荷重変位曲線から穿刺を評価することが難しくなる。本課題を克服する方法として，荷重の「印加－除荷」という一連の工程を複数回行い，そのときに得られた荷重変位曲線から穿刺の有無を判別する方法が提案されている。

(2) 力学的穿刺評価方法に光学的な評価方法を加えることで，各荷重時における穿刺痕の確認が可能になる。なお，光学顕微鏡もしくは電子線顕微鏡による穿刺痕確認は，簡便ではあるがリアルタイムで評価することができない，またマイクロニードルと皮膚との界面状態を確認できないという課題がある。本課題を克服する方法として，試料深さ方向の情報を非侵襲で観察可能なOCTをマイクロニードルの穿刺評価に用いるという方法が提案されている。

第 2 章　マイクロニードル製造技術と穿刺評価

文　　献

1) 式田光宏, *Fragrance Journal*, **43**(1), 20-25 (2015)
2) M. Shikida *et al.*, *Microsystem Technologies*, **20**, 2239-2245 (2014)
3) S. Aoyagi *et al.*, *Proceedings of MEMS Conference*, 397-400 (2007)
4) A.C. Peixoto *et al.*, *Proceedings of IEEE Sensors Conference*, 318-321 (2013)
5) K. Imaeda *et al.*, *7th Asia-Pacific Conference on Transducers and Micro/Nano Technologies*, P 2-7 (2014)
6) R.F. Donnelly *et al.*, *J. Controlled Release*, **147**, 333-341 (2010)
7) M.J. Garland *et al.*, *Int. J. Pharmaceutics*, **434**, 80-89 (2012)
8) M.J. Garland, *et al.*, *J. Controlled Release*, **159**, 52-59 (2012)
9) A. Pattani *et al.*, *J. Controlled Release*, **162**, 529-537 (2012)
10) R.F. Donnelly *et al.*, *Pharm. Res.*, **28**, 41-57 (2011)
11) P-C. Chen *et al.*, *Tech. Digest of International Conference on Solid-State Sensors and Actuators*, 872-875 (2013)
12) M. Suzuki *et al.*, *Tech. Digest of International Conference on Solid-State Sensors and Actuators*, 121-124 (2015)

第3章　医療・医薬品への展開

1　自己溶解型マイクロニードルを用いた経皮ワクチン製剤の開発

廣部祥子[*1]，中川晋作[*2]，岡田直貴[*3]

1.1　はじめに

　感染症は，病原体が体内に侵入・感染・増殖して発症する疾患の総称であり，時には命を奪う恐ろしい疾患である。人類は感染症との長い闘いの中で，医学の進歩や公衆衛生事業の進展により多くの戦果を得てきた。しかしながら，SARSやA/H1N1ブタ由来インフルエンザなどの新興感染症の出現，また結核やマラリアなどの再興感染症の発生が今もなお世界各国で起こっている。さらに，多剤耐性菌の蔓延が大きな課題になるとともに，高度医療の発達が手術後の患者や免疫抑制状態の患者における日和見感染を増加させるなど，現在も人類と感染症との闘いは終わることなく続いている。このような社会背景の下，ワクチンが感染症の唯一根本的な予防策であることから，現在様々な観点で新規ワクチンの開発が試みられている。「新種の感染症に対する抗原あるいは既知の感染症に対するより有効かつ安全なワクチン抗原の同定・精製」，「パンデミック発生時に抗原を大量かつ迅速に供給できる抗原作製技術」や「大規模接種を可能とする安全かつ簡便，安価なワクチンデバイスの開発」が多くの研究グループによって行われている。

　とりわけ，従来のワクチン手法が抱える問題点を克服できる新規ワクチンデバイスの開発は，様々な感染症ワクチンの有用性を向上させると考えられる。これまでに実用化された数多くのワクチンは，ポリオ経口生ワクチンなど一部を除けば，その大半が注射製剤である。しかしながら注射は，その接種に医療技術者を必要とするばかりでなく，製剤の輸送や保管において一貫した冷蔵管理（cold chain）をしなければならない。また，注射針を介した二次感染の危険性や医療廃棄物の処理などの問題も有する。これらが技術的・経済的な制約となり，ワクチンを最も必要としている開発途上国などの地域にワクチンが浸透しにくい原因となっている。さらに，先進国においても注射型ワクチンでは，感染症パンデミックやバイオテロリズム発生時に大規模接種を迅速に実施できないことが懸念されている。このように，感染症予防対策においては注射型ワクチン製剤に比べて簡便性・普及性に優れる新規ワクチン手法の早期実用化が待望されており，その一つとして経皮免疫機構を利用した経皮ワクチンが注目されている。

[*1]　Sachiko Hirobe　大阪大学　大学院薬学研究科　招へい教員
[*2]　Shinsaku Nakagawa　大阪大学　大学院薬学研究科　教授
[*3]　Naoki Okada　大阪大学　大学院薬学研究科　准教授

1.2　ワクチンの標的部位としての皮膚

　ヒトの身体全体を覆う皮膚は，人体で最大の臓器である。外界と直接触れるため，①体水分の維持，②体温の調節，③微生物や物理化学的な刺激からの生体防御，④感覚器としての役割，といった生命を維持するための必要不可欠な様々な機能をもっている。経皮ワクチンは，③の機能を利用して病原体特異的な免疫を強力に誘導することをコンセプトにしている。

　皮膚は外側から，角質層，生きた表皮，真皮の3層に分けられる（図1）。角質層は，幾重にも重なった角質細胞によって構成されており，物理的バリアとして外界からの異物侵入を防いでいる。角質層下の生きた表皮ならびに真皮には様々な細胞群が存在し，免疫学的バリアとして機能している。免疫応答誘導の要となる抗原提示細胞として，生きた表皮にはランゲルハンス細胞，真皮には真皮樹状細胞が常在しており，獲得免疫の誘導に寄与している。また，ケラチノサイトは生きた表皮の90％以上を占める細胞であり，サイトカインの産生・分泌を行うことで皮膚における免疫応答に関与するとされている。角質層下の抗原提示細胞に抗原を送達することができれば，抗原を捕食した抗原提示細胞が所属リンパ節へと遊走し，T細胞ならびにB細胞を抗原特異的に活性化することで強力な免疫応答を誘導できると考えられる。

　しかしながら，経皮ワクチンの開発において障害となるのが，前述した角質層の存在である。角質層はケラチンや繊維状タンパク質，さらにはセラミドや中性脂質から成り立っており，水溶性かつ分子量が500以上の物質の透過を制限している。そのため，高分子蛋白質や無毒・弱毒化したウイルスや細菌であるワクチン抗原を単に皮膚表面に塗布しただけでは皮膚内へと送達することは困難である。

1.3　皮内注射ワクチンの有用性

　角質層下，主に真皮へと抗原を送達する古くからの手法が皮内注射投与である。2004年にインフルエンザワクチンにおいて，皮内注射投与は従来の筋肉内注射投与と比較して有効性が高いことが報告された[1,2]。これを契機に，免疫担当細胞の数が少ない皮下や筋肉内ではなく，抗原提示細胞が豊富に存在する皮膚内にワクチン抗原を送達する手法が大きく注目されることとなる。しかしながら，皮内注射は厚さ数mmの皮膚内に溶液を注入するといった熟練された技術を必要とする手法であることから，簡便に皮内投与できるデバイスの開発が求められていた。近年，皮内マイクロインジェクションデバイスとして開発されたSoluvia™（Becton Dickinson）を用いた三価季節性インフルエンザワクチン製剤，Intanza®/IDflu®（Sanofi Pasteur SA）が上市された[3]。また，本邦においても2015年に，第一三共㈱とテルモ㈱が皮内投与型インフルエンザワクチンの国内製造販売承認申請を実施しており，皮膚を標的としたワクチンの有用性が示されつつある。しかし，これらの製剤は抗原溶液が充填されたプレフィルドシリンジと使い捨てのマイクロインジェクションデバイスを連結して使用するものであり，従来の注射型ワクチン製剤と同様に抗原溶液の冷蔵管理が必要とされるとともに，医療廃棄物も生じてしまう。また，長さ1.5mmの針を用いるために，投与の際に痛みが生じるという欠点がある。したがって，ワクチンが

第3章 医療・医薬品への展開

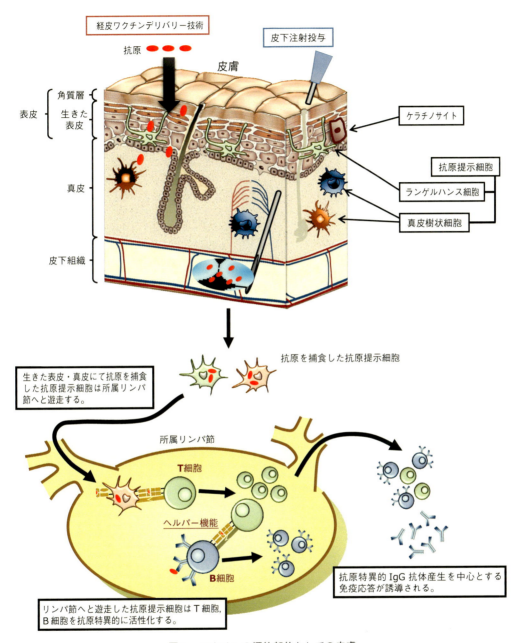

図1 ワクチンの標的部位としての皮膚

表皮や真皮には抗原提示細胞やケラチノサイトのような免疫応答の誘導に寄与する細胞群が多数常在している。皮下注射によるワクチンはこれらの免疫担当細胞がほとんど存在しない皮下組織へと抗原を送達することから，皮膚が有する免疫機構の強みを生かすことができていないと考えられる。一方，経皮ワクチンは表皮ならびに真皮へと抗原を送達することで，皮膚内の抗原提示細胞が効率的に獲得免疫応答を誘導し，高いワクチン効果を発揮することが期待される。

開発されているにもかかわらず，その恩恵を十分に享受できていない国や地域へワクチンを普及させる国際的な感染症対策を推進するためには，簡便に抗原を角質層下へ送達できる新たなデバイスの開発が望まれている[4,5]。

1.4 マイクロニードルを用いた経皮ワクチン製剤

そこで注目されているのが，マイクロニードルを用いた経皮ワクチン製剤である。マイクロニードルは，特殊な装置を必要とせず，微小な針により角質層に孔をあけることで，貼るだけで確実に皮膚内へとワクチン抗原を送達することができる。現在では様々なマイクロニードルの開発が進められており，マイクロニードルの種類ごとに経皮ワクチン製剤の開発状況について紹介する。

1.4.1 ソリッドマイクロニードル

第一世代マイクロニードルは，剛性に優れる，成形しやすい，といった利点を有するシリコンや金属（ステンレス，チタン）を構成材料として作製され，皮膚内への抗原送達手法の違いにより大きく3種類に分けられる。その1つであるソリッドマイクロニードルはシリコンや金属などで作製された剣山のような微小針であり，これを貼付することで生じた穿刺孔を介して抗原を皮膚内へ送達することができる（表1(A)）。マイクロニードルで前処置した皮膚に抗原を塗布するだけで，無処置の皮膚と比較して高い抗体産生を誘導できることが確認されている[6]。また，皮膚に抗原を塗布した後にマイクロニードルを用いて皮膚表面を軽く引っ掻くことで，痛みなく免疫応答を惹起できる手法も報告されている[7]。これらのマイクロニードル前処置あるいは後処置による経皮ワクチンは簡便な手法であるが，抗原の投与量やデバイスの貼付時間などの設定が難しいという課題がある。

1.4.2 中空マイクロニードル

前述のソリッドマイクロニードルを用いた経皮ワクチン手法では，抗原の皮膚内へのデリバリーはマイクロニードルによる穿刺孔を介した受動拡散に依存するため，投与抗原量を調整することは困難である。中空マイクロニードルは，注射針と同様にニードルの中心に空洞がある微小な針であり，シリンジやポンプを用いることで，その空洞を通して皮膚内の特定部位に一定量の抗原を注入できる（表1(B)）。ヒトにおいて，インフルエンザワクチンを中空マイクロニードルにより経皮投与することで，従来型の筋肉内注射による投与よりも少ない抗原量で同等の有効性を発揮することが報告されている[8]。しかしながら，本デバイスの実用化に向けては，注入した抗原が皮膚内から漏れ出さないように，投与部位の深さや投与速度を最適化する必要がある。

1.4.3 コーティングマイクロニードル

ソリッドマイクロニードルや中空マイクロニードルを用いた手法では，抗原を含む溶液を用いるために，現在の注射型ワクチン製剤と同様に一貫した低温温度管理を必要とする。開発途上国におけるワクチン普及を推進するためには，この課題を克服しなければならない。そこで開発されたのが，ソリッドマイクロニードルの表面に抗原をコーティングし，その微小針を皮膚に穿刺

第3章 医療・医薬品への展開

表1 マイクロニードルを用いた経皮ワクチンデリバリー技術

	(A)	(B)	(C)	(D)
名称	ソリッドマイクロニードル	中空マイクロニードル	コーティングマイクロニードル	溶解型マイクロニードル
特徴	マイクロニードルを貼付することで生じた穿刺孔を介して抗原を皮膚内へ送達する	シリンジやポンプと組み合わせることで,空洞を通して抗原を皮膚内に送達する	ソリッドマイクロニードルの表面に抗原をコーティングすることで,抗原を皮膚内に送達する	マイクロニードル自体が溶解することで,装填あるいは吸着した抗原を皮膚内へと送達する
利点	マイクロニードル製剤の製造が最も単純である	注射針と同様の仕組みであり,抗原投与量を正確に調節できる	抗原を乾燥状態で製剤化できるため,安定性が高い	マイクロニードルが溶解するため,針に関わる二次感染や産業廃棄物の問題を克服できる
欠点	抗原の投与量やデバイスの貼付時間などの設定が難しい	注入した抗原が皮膚内から漏れ出さないように,投与部位の深さや投与速度を最適化しなければならない	コーティングできる抗原量に限界がある	金属やシリコンと比べて成分が柔らかいため,皮膚への穿刺に耐えうるマイクロニードルを作製するのが難しい

することで抗原を皮膚内へ拡散させる手法である(表1(C))。本手法では,マイクロニードルの表面上に抗原が乾燥状態で吸着しているため,溶液状態における保管よりも抗原の安定性が高いと考えられており,生きた細菌やウイルスを使用する生ワクチンへの応用も図られている[9]。現在,マイクロニードルの素材やコーティング溶液の組成を最適化することで,抗原をより多く,より安定に保持できるコーティングマイクロニードル製剤の開発が進められている[10,11]。

1.4.4 生分解性および溶解型マイクロニードル

第一世代マイクロニードルは微小針が生体内で折れ残り,重篤な組織傷害を引き起こす危険性が払拭できないために,実用化する上で大きな課題を抱えている。そこで,第二世代マイクロニードルとして,ポリ乳酸(poly lactic acid;PLA)や乳酸・グリコール酸共重合体(poly lactic-co-glycolic acid;PLGA)といった生分解性バイオポリマーを用いることで,たとえ微小

針が皮膚内で折損したとしても針自身が分解し、残存することがないマイクロニードルが作製された[12]。さらに、皮膚内への薬物送達効率ならびに薬物送達速度の向上を目的に、生体成分であるヒアルロン酸やコンドロイチン硫酸を利用した溶解型マイクロニードルが開発された[13]。溶解型マイクロニードルは、微小針自体が溶解することによって装填あるいは吸着した抗原を皮膚内へと送達することができるといった特徴を有する（表1(D)）。このように、第二世代マイクロニードルは針が生分解性あるいは溶解性の素材を用いて作製されることから、第一世代マイクロニードルが抱える安全面の問題を克服できると考えられ、臨床応用・実用化が期待される。

1.5　溶解型マイクロニードルを用いた経皮ワクチン製剤の開発

筆者らはコスメディ製薬㈱との共同研究により、独自の皮膚内溶解型マイクロニードルを用いた経皮ワクチン製剤の開発に成功している[14〜19]。この第二世代マイクロニードルは皮膚組織成分であるヒアルロン酸を主成分としており、マイクロニードルの形状や長さは自在に調節することができる（図2(A)）。したがって、皮膚内における抗原の送達深度を制御することが可能である（図2(B)）。また、マイクロニードルは角質層を物理的に突破することから、いかなる物性の抗原についても針部強度を保持した状態で装填することができれば、角質層下へと確実に送達することができ、可溶性の高分子蛋白質や病原体由来コンポーネントの凝集体、さらには無毒・弱毒化したウイルスや細菌といった様々なワクチンに適用できると考えられる。すでに筆者らは、非臨床試験において皮膚内溶解型マイクロニードルを用いることで破傷風・ジフテリアトキソイド、インフルエンザHA抗原、マラリアSE36抗原、アミロイドβ（アルツハイマー病ワクチン）といった抗原に対して特異的な免疫応答を誘導できることを明らかにしている[15,18]。

さらに、皮膚内溶解型マイクロニードルを用いたインフルエンザ経皮ワクチンがヒト皮膚に対して安全に適用でき、皮下注射と同等かそれ以上の抗体産生を誘導することを確認している（図2(C)）。溶解型マイクロニードルは貼るだけという投与の簡便性と注射型ワクチンに匹敵する有効性を兼ね備えた画期的な新規経皮ワクチン製剤である。

1.6　おわりに

皮内投与型インフルエンザワクチンの有用性が示されつつある現在、皮膚を標的とした経皮ワクチンへの注目度は非常に高い。全身性の免疫応答を効率的に誘導可能な経皮ワクチンデリバリー技術の研究開発が加速しているものの、いまだ実用化された経皮ワクチン製剤は存在しない。新規ワクチン剤形であるからこそ抱える課題を、研究機関（学）による基礎研究・臨床研究のみならず、関連省庁（官）による品質や承認に関するガイドラインの策定、ならびに製薬メーカー（産）による製剤製造法や品質試験法の確立など、産官学の連携によってクリアしていくことが最も必要とされている。これらの成果が簡便性・有効性・安全性に優れる本邦発、世界初の経皮ワクチン製剤の実用化へとつながり、世界的な感染症対策に大きく貢献できればと願っている。

第3章 医療・医薬品への展開

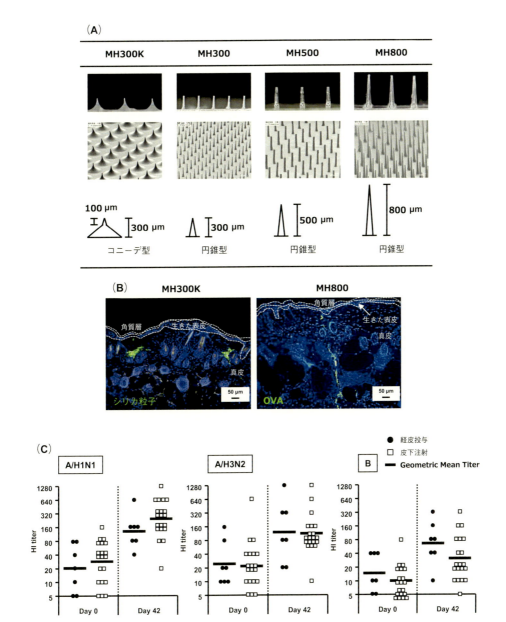

図2 皮膚内溶解型マイクロニードルデバイス

(A)皮膚内溶解型マイクロニードルの形状はコニーデ型や円錐型，長さは300〜800 μmと自在に制御できる。

(B)形状・長さの異なる2種類の皮膚内溶解型マイクロニードルに蛍光標識OVA（緑色）あるいは蛍光標識シリカ粒子（緑色）を装填し，マウス背部皮膚に6時間貼付した。貼付部位の皮膚を回収し，凍結切片を作製後，核をDAPI（青色）で染色した。蛍光顕微鏡により観察したところ，装填物質の物性を問わず，針の長さに応じて皮膚内へと送達していることが確認された。

(C)インフルエンザHA抗原（A/California/07/2009（H1N1），A/Victoria/210/2009（H3N2），B/Brisbane/60/2008）を各15 μg装填した針長800 μmのマイクロニードルパッチをヒト上腕外側皮膚に6時間貼付した。対照群には同インフルエンザHA抗原を各15 μg以上を含んだビケンHA 0.5 mLを上腕外側皮膚に皮下注射した。これらのワクチン投与を3週間隔で2回実施し，2回免疫3週間後に血中のHI価を測定した。

文　　　献

1) R.B. Belshe, F.K. Newman, J. Cannon, C. Duane, J. Treanor, Van C. Hoecke, B.J. Howe, and G. Dubin, *N. Engl. J. Med.*, **351**(22), 2286-2294 (2004)
2) R.T. Kenney, S.A. Frech, L.R. Muenz, C.P. Villar, and G.M. Glenn, *N. Engl. J. Med.*, **351**(22), 2295-2301 (2004)
3) R. Prymula, G. Usluer, S. Altinel, R. Sichova, and F. Weber, *Adv. Ther.*, **29**(1), 41-52 (2012)
4) S. Hirobe, N. Okada, and S. Nakagawa, *Expert Opin. Drug Deliv.*, **10**(4), 485-498 (2013)
5) K. Matsuo, S. Hirobe, N. Okada, and S. Nakagawa, *Vaccine*, **31**(19), 2403-2415 (2013)
6) Z. Ding, F.J. Verbaan, M. Bivas-Benita, L. Bungener, A. Huckriede, van den D.J. Berg, G. Kersten, and J.A. Bouwstra, *J. Control. Release*, **136**(1), 71-78 (2009)
7) J.A. Mikszta, J.B. Alarcon, J.M. Brittingham, D.E. Sutter, R.J. Pettis, and N.G. Harvey, *Nat. Med.*, **8**(4), 415-419 (2002)
8) P. Van Damme, F. Oosterhuis-Kafeja, M. Van der Wielen, Y. Almagor, O. Sharon, and Y. Levin, *Vaccine*, **27**(3), 454-459 (2009)
9) Y. Hiraishi, S. Nandakumar, S.O. Choi, J.W. Lee, Y.C. Kim, J.E. Posey, S.B. Sable, and M.R. Prausnitz, *Vaccine*, **29**(14), 2626-2636 (2011).
10) Y.C. Kim, F.S. Quan, R.W. Compans, S.M. Kang, and M.R. Prausnitz, *J. Control. Release*, **142**(2), 187-195 (2010)
11) Y.C. Kim, F.S. Quan, R.W. Compans, S.M. Kang, and M.R. Prausnitz, *Pharm. Res.*, **28**(1), 135-144 (2011)
12) J.H. Park, M.G. Allen, and M.R. Prausnitz, *Pharm. Res.*, **23**(5), 1008-1019 (2006)
13) S. Naito, Y. Ito, T. Kiyohara, M. Kataoka, M. Ochiai, and K. Takada, *Vaccine*, **30**(6), 1191-1197 (2012)
14) K. Matsuo, Y. Yokota, Y. Zhai, Y.S. Quan, F. Kamiyama, Y. Mukai, N. Okada, and S. Nakagawa, *J. Control. Release.*, **161**(1), 10-17 (2012)
15) K. Matsuo, S. Hirobe, Y. Yokota, Y. Ayabe, M. Seto, Y.S. Quan, F. Kamiyama, T. Tougan, T. Horii, Y. Mukai, N. Okada, and S. Nakagawa, *J. Control. Release*, **160**(3), 495-501 (2012)
16) Y. Hiraishi, T. Nakagawa, Y.S. Quan, F. Kamiyama, S. Hirobe, N. Okada, and S. Nakagawa, *Int. J. Pharm.*, **441**(1-2), 570-579 (2013)
17) S. Hirobe, H. Azukizawa, K. Matsuo, Y. Zhai, Y.S. Quan, F. Kamiyama, H. Suzuki, I. Katayama, N. Okada, and S. Nakagawa, *Pharm. Res.*, **30**(10), 2664-2674 (2013)
18) K. Matsuo, H. Okamoto, Y. Kawai, Y.S. Quan, F. Kamiyama, S. Hirobe, N. Okada, and S. Nakagawa, *J. Neuroimmunol.*, **266**(1-2), 1-11 (2014)
19) S. Hirobe, H. Azukizawa, T. Hanafusa, K. Matsuo, Y.S. Quan, F. Kamiyama, I. Katayama, N. Okada, and S. Nakagawa, *Biomaterials*, **57**, 50-58 (2015)

2 マイクロニードルアレイ医薬品開発

小山田孝嘉*

2.1 はじめに

　富士フイルムは，写真フィルム等の製造で培った精密加工技術を応用し，新しいドラッグデリバリー手段として注目されている，皮膚に貼るだけで薬剤を体内に届けることができるマイクロニードルアレイ（MNA）を開発している。本節では，MNAを医薬品に応用した例を紹介する。

2.2 マイクロニードルアレイ医薬品開発

2.2.1 不活化全粒子インフルエンザワクチンを内包したMNAによる免疫誘導

(1) 目的と意義

　皮膚は表皮，真皮，皮下組織の3層構造からなり，生命維持のため，外敵等からの保護，体温調節，感覚伝達，合成，呼吸，排泄，免疫応答，吸収等，様々な機能を担っている。表皮，真皮には，抗原提示細胞であるランゲルハンス細胞や，樹状細胞が，皮下組織に対して多く存在するという特徴を持つ。

　MNAは主に表皮と真皮に物質を送達させる手段のため，ワクチン投与に用いると，表皮や真皮に多く存在するランゲルハンス細胞や樹状細胞に効率よく抗原を認識させることができる。そのため，従来の皮下注射を用いたワクチンに比べ，有効性向上が期待されている（図1）。

　現在，日本におけるヒトの季節性インフルエンザワクチンは，スプリット抗原を用いた皮下注射が用いられているが，その効果は十分ではなく，さらなる改良が求められている。また，皮下注射では，スプリット抗原よりも不活化全粒子（図2）の方が，ワクチン効果が高いことが知られている。

　そのため，我々は，MNAを用いた効果的なワクチン投与法と，効果の高い不活化全粒子を組み合わせることで，従来の皮下注射を用いたインフルエンザワクチンに比べ，飛躍的に性能が向上したワクチンを作るための共同研究を，北海道大学大学院獣医学研究科特任教授，人獣共通感染症リサーチセンター　センター統括，喜田宏先生と，北海道大学大学院獣医学研究科教授，迫田義博先生らと行っている。

(2) 材料と方法

　インフルエンザウイルス A/Puerto Rico/8/1934（H1N1）(PR8) 株を用いて，エーテルスプリット抗原と，ホルマリン不活化全粒子をそれぞれ調製した。

　MNAに内包させるスプリット抗原もしくは不活化全粒子のタンパク量を変化させて，複数のMNAワクチンを作製した。

　実験には，自己溶解型MNAを選択した。MNAの構成成分は，注射剤で使用実績のある多糖類を用い，穿刺後数分で突起が溶解する設計とした。また，突起の先端部に，抗原のほぼ100%

---

　*　Takayoshi Oyamada　富士フイルム㈱　医薬品事業部　技術マネージャー

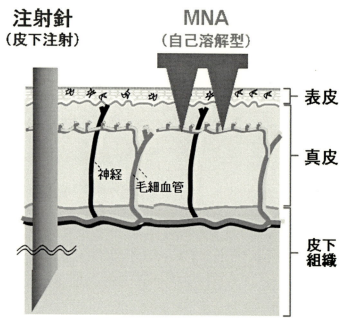

図1　皮下注射とMNAの投与深さの違い（概念図）

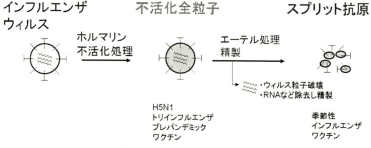

図2　スプリット抗原と不活化全粒子に関して

が局在化するようにMNAを調製した。MNAの形状は，9本，長さ約500 μmのものを用いた。

MNA群は，除毛したBALB/cマウスの背部の皮膚に対して，麻酔下で，専用の穿刺装置を用い，5分間穿刺／貼り付けし，ワクチンを投与した。使用後のMNAは，光学顕微鏡で拡大観察し，突起が全て溶解していることを確認した。

比較対照群の皮下注射群は，ワクチンを含む100 μLの液を頸背部へ投与した。

抗体産生量評価は，採取した血清をELISAにてワクチン特異的なIgGの産生量を定量した。

また，接種4週後のマウスをPR8株で攻撃し，攻撃後14日間の体重変動，生存率を調べた。

(3) 検討結果

① 抗体（IgG）産生試験（図3参照）

8週齢のBALB/cマウス1匹当たり，スプリット抗原もしくは不活化全粒子中に含まれる，

第3章　医療・医薬品への展開

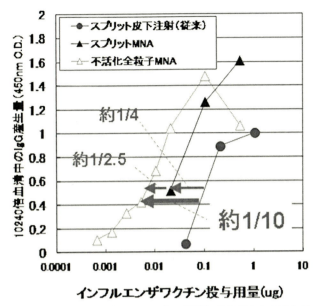

図3　インフルエンザワクチン（HA抗原）投与量とIgG産生量

抗原（ヘマグルチニン量：HA量）換算で，0.005μgから1μgをマウスに投与し，接種4週後のIgG産生量を比較した。

図3より，スプリット抗原を用いた群で比較すると，MNA群が皮下注射群に比べて，1/4の抗原投与量でも同量のIgGが産生していることがわかる。

さらに，MNA群では，スプリット抗原を不活化全粒子にすることで，さらに1/2.5の抗原投与量でも，同量のIgGが産生されることがわかる。

以上より，従来のスプリット抗原を用いた皮下注射を，不活化全粒子を用いたMNAにすることで，1/10の抗原投与量でも，同量のIgGが産生されたことがわかる。

② ウイルスチャレンジ試験（図4～6参照）

8週齢のBALB/cマウスに対しHAタンパク量として，0.01μg，0.05μg，0.25μgのスプリット抗原，もしくは不活化全粒子を，皮下注射もしくはMNAで投与した。接種4週間後にPR8株で攻撃し，攻撃後14日間の体重変動と，生存率を観察した。

(4) 体重変動と生存率

不活化全粒子を用いたMNA群は，本実験における最少投与量である0.01μgでも，PR8株攻撃後でも体重変動がほぼなく，生存率も100%であった。また，スプリット抗原を用いたMNA群では，投与量を0.25μgまで増加させると，PR8株攻撃後でも体重変動がほぼ抑えられ，生存率が100%となった。一方，スプリット抗原を用いた皮下注射群では，投与量0.25μgでも，PR8株攻撃後に大きく体重が減少し，生存率も67%に留まった。

以上の結果より，インフルエンザワクチンをMNAすること，さらに抗原をスプリット抗原

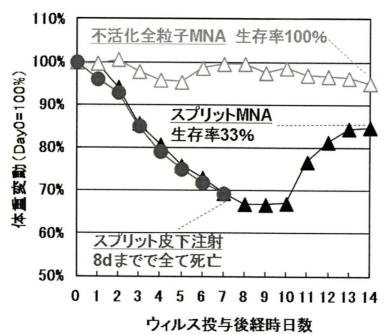

図4　ウイルスチャレンジ試験の結果（投与量0.01μg）
（↑：マウス死亡）

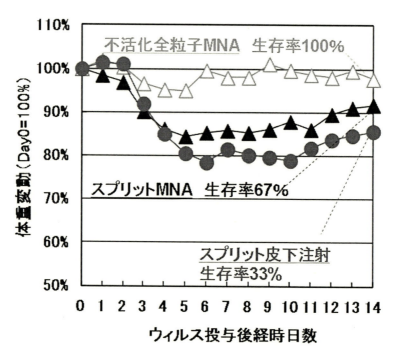

図5　ウイルスチャレンジ試験の結果（投与量0.05μg）

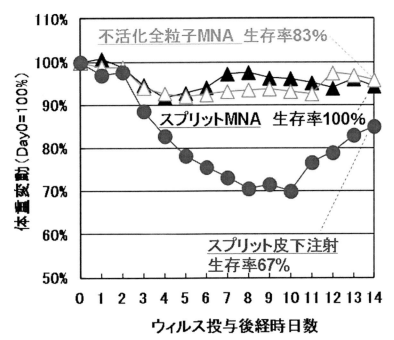
図6　ウイルスチャレンジ試験の結果（投与量0.25 μg）

から不活化全粒子にすることで，インフルエンザワクチンの性能を飛躍的に向上できる可能性があることがマウスで検証された。

(5) 今後の展開

今回確認された効果が，ヒトと遺伝的に近縁なカニクイザルで確認できるかを検証していく予定である。

2.2.2 ヒト成長ホルモンを内包したマイクロニードルアレイ製剤

(1) 目的と意義

ヒト成長ホルモン分泌不全性低身長症や，SGA性低身長で悩む患者は，ほぼ毎日自己注射による治療を，子供のころから長期間行う必要がある。

治療は自己注射で行われるが，子供のころは，自己投与することが難しいため，親による注射が行われている。親にとって精神的な苦痛を感じる瞬間である。

そのため，患者や親に対し，MNAによる痛み軽減，簡便性向上等のQOLの改善を目指し，ヒト成長ホルモン内包MNAの開発を行っている。

(2) 材料と方法

市販のヒト成長ホルモン製剤を限外濾過により精製し，MNAに内包させた。

実験には，自己溶解型MNAを選択し，MNAの構成成分は，注射剤で使用実績のある多糖類を用い，穿刺後数分で突起が溶解する設計とした。また，突起の先端部に，MNAに内包させたヒト成長ホルモンのほぼ100％が局在化するようにMNAを調製した。MNAの形状は，9本，

長さ約500μmのものを用いた。

血中動態の実験は、4週齢のメスのSD-ratを用い、除毛後に、MNA投与群は、ラットの背部の皮膚に対して、麻酔下でMNAを30分間穿刺／貼り付けし、ヒト成長ホルモンを投与した。使用後のMNAは、光学顕微鏡で拡大観察し、突起が全て溶解していることを確認した。

皮下注射群は、同量の市販のヒト成長ホルモン製剤を頸背部へ投与した。投与後4時間後まで、血漿中のヒト成長ホルモンの量をELISAで定量した。

薬効（体重変動）の実験は、4週齢で脳下垂体を摘出し、その後3週間体重増加しないことを確認したラットを用い、毎日1回、5日間ヒト成長ホルモンを、除毛後に、MNA投与群は、ラットの背部の皮膚に対して、麻酔下でMNAを30分間穿刺／貼り付けし、ヒト成長ホルモンを投与し体重増加を観察した。使用後のMNAは、光学顕微鏡で拡大観察し、突起が全て溶解していることを確認した。

薬効実験の皮下注射群は、除毛等、MNA投与時に実施した処置により、ラットの体重低下が生じたため、MNA群と同様の処置を行い、同量の市販のヒト成長ホルモン製剤を頸背部へ投与し体重増加を観察した。

(3) 検討結果

図7、8より、MNA群の血中濃度推移、及び血中に移行したヒト成長ホルモンの総量（Bioavailability：BA）は、皮下注射とほぼ同等であることがわかった。

また、図9より、MNA群、皮下注射群ともに、プラセボ群と比較すると、ヒト成長ホルモン投与群は、体重が増加することがわかった。体重推移は、MNA群と皮下注射群で、ほぼ同等となることが確認された。

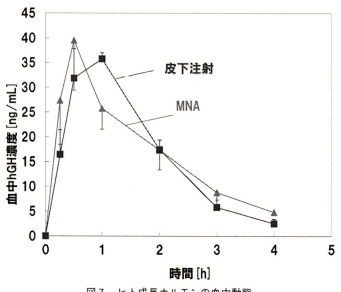

図7　ヒト成長ホルモンの血中動態

第3章　医療・医薬品への展開

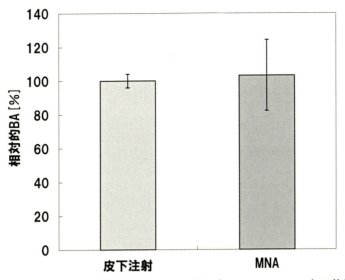

図8　血中に移行したヒト成長ホルモンの総量（Bioavailability：BA）の比較

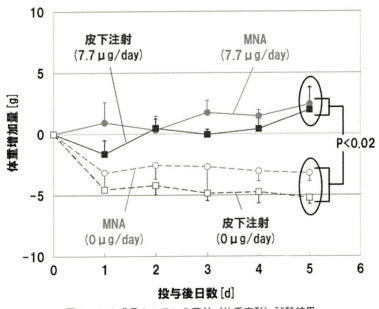

図9　ヒト成長ホルモンの薬効（体重変動）試験結果

　以上のことから，MNA化によりこれまで毎日自己注射による治療が必要であった患者らのQOLを大きく向上させるポテンシャルを有していることが示唆された。
　今後，皮膚構造がヒトに近いブタを用いて，同様の効果が確認できるか検証を行う予定である。

2.3 おわりに

　当社は，価値ある薬剤を内包するMNAを自社商品化していくとともに，他の製薬メーカー等の協業を通じて，MNAの開発を進め，世の中に貢献していく予定である。

謝辞

　今回紹介した不活化全粒子インフルエンザワクチンを内包したMNAによる免疫誘導は，北海道大学大学院獣医学研究科，人獣共通感染症リサーチセンターの喜田宏先生，北海道大学大学院獣医学研究科，迫田義博先生，岡松正敏先生，中務陽裕先生，富士フイルム㈱来馬浩二氏との共同研究の成果である。

　また，ヒト成長ホルモンを内包したマイクロニードルアレイ製剤は，富士フイルム㈱下野浩貴氏との研究成果である。

3 ヒアルロン酸を素材とする溶解型マイクロニードルを利用した糖尿病治療薬の経皮デリバリー

勝見英正[*1], 権 英淑[*2], 神山文男[*3], 山本 昌[*4]

3.1 はじめに

マイクロニードルは，長さ数百マイクロメートルの微細な針の集合体であり，薬物を微細針の表面に塗布または内部に封入し皮膚に適用することで，高効率な薬物経皮デリバリーを実現する。マイクロニードル研究の歴史は1970年代に遡り[1]，当時はほとんど注目されることはなかったが，微細加工技術の発展に伴い1990年代後半以降に様々なタイプのマイクロニードルが相次いで報告されたことにより，マイクロニードルは新しい経皮デリバリー技術として注目されるようになった[2,3]。筆者らはこれまでに，ペプチド・タンパク性医薬品を含む難吸収性薬物の経皮デリバリーを目的として，生体由来成分であるヒアルロン酸を素材としたマイクロニードルを開発した[4〜7]。マイクロニードルの素材としては従来，シリコン，金属，ガラス及び合成ポリマーが汎用されてきたが，こうした素材はアレルギーや適用後に折れた針が皮膚に残存するなどの安全性が懸念される。一方，本マイクロニードルは，ヒアルロン酸で構成される微細針に薬物が含有されており，皮膚に適用後，それら微細針が体液により速やかに膨潤，溶解され薬物を放出する「溶解型」であり，アレルギーや折れた針が皮膚に残存する問題を解決できる。さらに最近，筆者らは，薬物の利用効率，吸収性ならびに投与の確実性などの向上を目的として，溶解型マイクロニードルの先端部のみに薬物を封入した先端部封入型マイクロニードルを開発した。

本稿では，ヒアルロン酸を素材とした溶解型マイクロニードルを利用した糖尿病治療薬インスリンの経皮デリバリーについて概説するとともに，最近開発した先端部封入型マイクロニードルとその応用例として，新しい糖尿病治療薬として注目を集めるエキセナチドの経皮デリバリーについて紹介する。

3.2 ヒアルロン酸を利用した溶解型マイクロニードルの開発

上述のように筆者らはこれまでに，生体適合性に優れるヒアルロン酸を素材とする溶解型マイクロニードルの開発に成功している[4,5]。図1は平均分子量約4,000の水溶性蛍光物質であるFD 4を封入したヒアルロン酸マイクロニードルの顕微鏡写真である[4]。直径1 cmのパッチ1枚当たりに，長さ800 μmの針が約190本等間隔で整列している。また，ヒト及びラット皮膚の組織切片画像において，本マイクロニードルの適用により皮膚の最外層にある角質層が破壊されている様子が観察され，ヒアルロン酸マイクロニードルは皮膚を貫通する十分な強度を有することが

[*1] Hidemasa Katsumi 京都薬科大学 薬剤学分野 准教授
[*2] Ying-Shu Quan コスメディ製薬㈱ 取締役
[*3] Fumio Kamiyama コスメディ製薬㈱ 代表取締役
[*4] Akira Yamamoto 京都薬科大学 薬剤学分野 教授

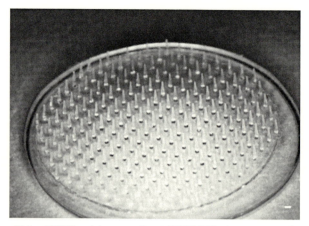

図1　溶解型マイクロニードルの顕微鏡画像（Bar＝200μm）

示されている。さらに，図2に示すように，ヒアルロン酸マイクロニードルは適用後30分で3/4，60分で針の根元まで溶解し，皮膚中でFD4を放出する「溶解型」であることが確認されている[4]。ラットを用いた皮膚刺激性試験において，ヒアルロン酸マイクロニードル貼付直後に軽微な紅斑が認められたが，24時間後には完全に消失したことから，比較的安全性にも優れることが示された[4]。

3.3　ヒアルロン酸マイクロニードルを用いた糖尿病治療薬インスリンの経皮デリバリー

筆者らは上述のヒアルロン酸マイクロニードルを用いたインスリンの経皮デリバリーを試みて

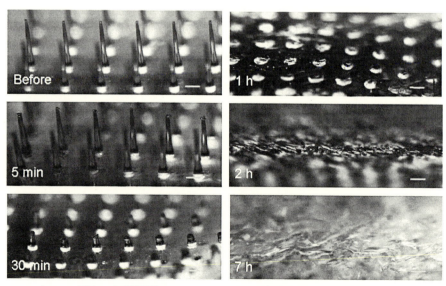

図2　皮膚適用後のマイクロニードルの溶解性（Bar＝200μm）

第3章 医療・医薬品への展開

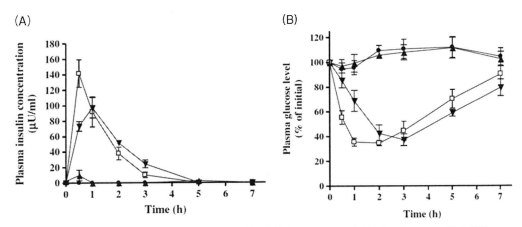

図3 インスリンの各種投与方法における (A) 血漿中インスリン (B) 及びグルコース濃度推移
(●) 未処置, (▼) インスリン搭載溶解型マイクロニードル (0.25 IU/rat), (▲) ブランクマイクロニードル適用後, インスリン溶液塗布 (0.25 IU/rat), (□) インスリン溶液皮下投与 (0.25 IU/rat)

いる[5]。すなわち, 糖尿病治療薬インスリンは, 分子量約5,800のペプチド・タンパク性医薬品であることから, その投与は注射に限定される。最近では, 遺伝子組み換え技術により超速効型, 速効型及び持続型などのインスリンアナログなども開発されているが, これらインスリンアナログも注射により投与される。したがって, インスリンを簡便に投与可能なDDSが開発できれば, 患者のコンプライアンス及びQOLが改善できると考えられる。そこで筆者らは, ヒアルロン酸で構成される微細針全体にインスリンを封入したヒアルロン酸マイクロニードルを調製し, そのラットにおける体内動態や薬理効果などを系統的に評価することで, インスリンのマイクロニードル製剤化の可能性を検討した。インスリンを含むヒアルロン酸溶液を鋳型に充填し, よく乾燥させることにより微細針全体にインスリンが封入されたヒアルロン酸マイクロニードルを調製した。ヒアルロン酸マイクロニードルはインスリンを封入しても皮膚を貫通する十分な強度を有すること, 40℃の高温度条件下においても微細針に封入されたインスリンは少なくとも1か月は安定で保存性に優れること, 22℃, 75%の高湿度条件下においても, 1時間以内であれば針の強度は維持できることなどが確認されている。さらに, 図3に示すように, ラットにインスリン封入ヒアルロン酸マイクロニードルを適用後の血漿中インスリン濃度は, 皮下注射と比較して最高血中濃度 (C_{max}) が低くまた, 最高血中濃度到達時間 (T_{max}) もやや遅延したが, 皮下注射と同等の血漿中濃度下面積 (AUC) を示した。また, 血漿中グルコース濃度は血漿中インスリン濃度の上昇に伴い減少した[5]。

3.4 ヒアルロン酸を素材とする先端部封入型マイクロニードルの開発

上述のように, ヒアルロン酸マイクロニードルはインスリンの新たな投与剤形として有望である。しかしながら, その一方で, マイクロニードル全体に薬物を封入した場合, 針部のみが皮膚

中で溶解し吸収され，土台部分に封入された薬物は吸収されず残存するため利用効率が悪く，コストがかかると考えられる。また，針部の溶解速度のバラつきにより，薬物の吸収性も変動しやすく，有効性のバラつきがみられる可能性がある。さらに，投与の熟練度が低い患者の場合には，針が根元まで刺さらないなどの投与の確実性が懸念される。したがって，筆者らは最近，こうした点を克服する先端部封入型マイクロニードルを新たに開発した。本マイクロニードルは針の先端部のみに薬物が封入されているため，利用効率が高く，針の溶解速度の影響を受けにくい。また，患者の熟練度によらない確実な投与が期待できる（図4）。

先端部封入型マイクロニードルは筆者らが既に開発した溶解型マイクロニードルと同様にヒアルロン酸で構成されている。鋳型成型法により作製したヒアルロン酸マイクロニードル先端部に薬物を含んだ溶液を瞬間的に溶着し乾燥させることにより針の先端部のみに薬物が封入されたマイクロニードルを作製した[8]。図5は青色色素をモデル薬物とした先端部封入型マイクロニードルの顕微鏡画像であるが，長さ800 μm の微細針の先端部に青色色素が封入されている[8]。本マイクロニードルは皮膚を貫通する十分な強度を維持しており，先端部に搭載した薬物が皮膚の真皮層で瞬時に拡散することが確認されている。

3.5 先端部封入型マイクロニードルを利用した糖尿病治療薬エキセナチドの経皮デリバリー

Exendin-4 はオオトカゲの唾液中に含まれる成分で，グルカゴンと類似の構造を有することか

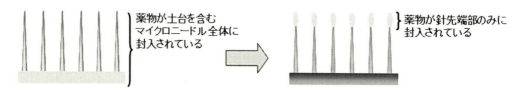

図4　針全体封入タイプと先端部封入タイプ

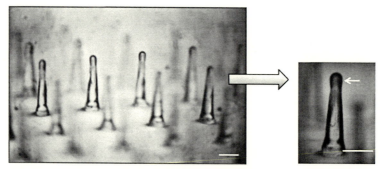

図5　先端部封入型マイクロニードルの顕微鏡画像（Bar＝300 μm）
矢印部分が薬物（青色色素）搭載部

第3章 医療・医薬品への展開

らGLP-1受容体アゴニストとして糖尿病治療薬として使用されるようになった。Exendin-4を人工的に合成したものはエキセナチドと呼ばれ，膵臓のβ細胞にあるGLP-1受容体に結合して血糖値の上昇時にインスリンの分泌を促進する。米国では2005年から臨床試験が開始され，2007年には注射剤が承認されている。2010年には本邦でも上市されており，エキセナチドとして，1回5μgまたは10μgを1日2回朝夕食前に皮下注射する。最近では1週間に1回皮下注射する徐放タイプの注射剤も販売されるようになった。

筆者らはエキセナチドの投与を簡便にする剤形として，エキセナチドをヒアルロン酸で構成さ

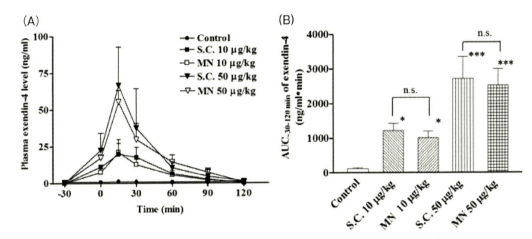

図6 Exendin-4（エキセナチド）の各種投与方法における（A）血漿中エキセナチド濃度推移及び（B）血漿中濃度下面積（AUC）
S.C. 皮下注射；M.N. 先端部封入型マイクロニードル

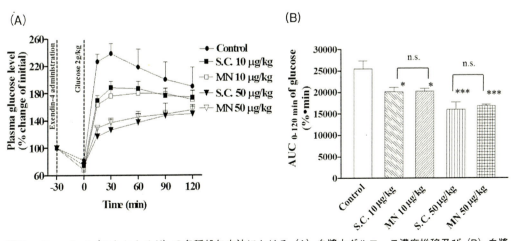

図7 Exendin-4（エキセナチド）の各種投与方法における（A）血漿中グルコース濃度推移及び（B）血漿中濃度下面積（AUC）
S.C. 皮下注射；M.N. 先端部封入型マイクロニードル

れる微細針の先端部のみに封入した溶解型マイクロニードルを調製した[8]。皮膚適用後のエキセナチド先端部封入型マイクロニードルの溶解性を評価したところ，適用後5分までに薬物封入部が完全に溶解することが確認されている。図6及び7に示すように，GKラットに適用後のエキセナチドの体内動態は，皮下投与とほぼ一致し，注射と同様に糖負荷時の血糖値上昇を速やかに抑制した。このように，薬物を溶解型の先端部のみに封入することにより注射と同等の体内動態及び治療効果が可能となった[8]。

3.6 おわりに

ヒアルロン酸を素材とするマイクロニードルは，ペプチド・タンパク性医薬品などの難吸収性薬物の経皮デリバリー効率を改善するDDS製剤として優れており，皮膚への安全性も高い。さらに先端部のみに薬物を封入することで，薬物の利用率，吸収性及び投与の確実性などが改善可能である。今後，他の難吸収性薬物にも本システムを応用することで，経皮デリバリーにおける先端部封入マイクロニードルの有用性を実証していきたいと考えている。

文　献

1) M.S. Gerstel *et al.*, U.S. Patent No. 3, 964, 482 (1976)
2) S. Henry *et al.*, *J. Pharm. Sci.*, **87**, 922 (1998)
3) A. Arora *et al.*, *Int. J. Pharm.*, **364**, 227 (2008)
4) S. Liu *et al.*, *Eur. J. Pharm. Biopharm.*, **86**, 267 (2014)
5) S. Liu *et al.*, *J. Control. Release*, **161**, 933 (2012)
6) D. Wu *et al.*, *Biol. Pharm. Bull.*, **38**, 365 (2015)
7) H. Katsumi *et al.*, *J. Pharm. Sci.*, **101**, 3230 (2012)
8) S. Liu *et al.*, *Mol. Pharm.*, **13**, 272 (2016)

4 マイクロニードルを用いた皮膚疾患治療法の開発

廣部祥子[*1], 岡田直貴[*2], 中川晋作[*3]

4.1 はじめに

　成人の皮膚の面積は約1.6 m²と大きく, 平均的な厚さが200 μm の表皮だけでも重さは3 kg 近くにもなり, 器官として解釈すると肝臓や脳を抜いて人体最大の臓器である。皮膚疾患というと「生死を揺るがすものではない」という理由から軽視されがちである。しかし, 慢性的な痒みや痛みに加え, 人から見られて恥ずかしいなどの精神的な苦痛を伴うケースが多く認められる。また, 治療が長期にわたったり, 症状が突然再燃したりすることも多いため, 患者は治療の見通しへの不安から大きなストレスを感じ, そのストレスによってさらなる症状の悪化を招く場合もある。すなわち, 様々な病気の中でも皮膚疾患は, 精神的, 社会的な QOL の低下が特に大きい疾患であるとされている。

　皮膚疾患に対しては内服薬・注射薬はもちろんのこと, 病変部局所へ塗布する軟膏剤やクリーム剤といった外用薬など, 種々の投与経路を使用した薬物療法が開発されている。一方, 加齢に伴って罹患率が大きく上昇する脂漏性角化症のように, 未だ薬物療法の適用が難しく侵襲的な外科的療法に頼らざるを得ない皮膚疾患も存在する。皮膚疾患治療において病巣部に直接薬物送達できる経皮投与は多くの利点を有しているが, 皮膚には固有の物理的バリア機能を有する角質層が存在するため, 治療効果が得られる十分な量を皮膚表面から受動的に拡散できる薬物分子となるとそのサイズと種類が限定されてしまう (図1(A))。この障壁を打開するアプローチとして, ミクロンサイズの微小針でもって角質層を物理的に突破し, 痛みを伴うことなくタンパク質やペプチドといった高分子物質をも表皮・真皮へと送達できるマイクロニードル (MN) 技術が注目されている。一定面積の支持体上に数十～数百本の MN を整列させた MN アレイは, 近年の精密微細加工技術の進歩と相俟って著しい発展を遂げており, 患者にとって注射針を使用しない, 安心で確実な, 痛みの少ない薬物送達法を提供するとともに, 使用法が簡便で薬物自己投与を推進できる経皮投与デバイスとして期待されている。

　本稿では, 筆者らが進めている MN 技術を応用した脂漏性角化症に対する新規経皮薬物療法の開発について紹介する。

4.2 脂漏性角化症に対する外科的療法

　脂漏性角化症は50歳以上で80～100％の割合で起こり, 掌および足の裏以外の全身で発症する大きさが数 mm から数 cm の良性腫瘍である (図1(B))。死に至る疾患ではないが刺激性や痒みを伴い, 見た目も悪く, 精神的にもネガティブインパクトを与える。その高い発症率にもかかわ

[*1] Sachiko Hirobe　大阪大学　大学院薬学研究科　招へい教員
[*2] Naoki Okada　大阪大学　大学院薬学研究科　准教授
[*3] Shinsaku Nakagawa　大阪大学　大学院薬学研究科　教授

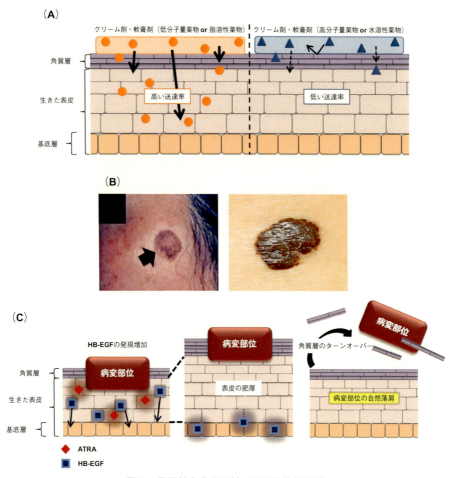

図1 脂漏性角化症に対する薬物治療戦略

(A)皮膚の最外層にある角質層は異物の侵入を防ぐ物理的バリアとして機能しているため，薬物の皮膚内への透過は制限される．特に，分子量500を越える物質や水溶性の高い物質は角質層を透過しにくく，クリーム剤や軟膏剤として薬物を投与しても皮膚内への送達率は低い．
(B)脂漏性角化症の病変部位
(C) ATRA はケラチノサイトからの HB-EGF 分泌を促進する．HB-EGF が基底層に作用することで細胞増殖，それに伴う表皮肥厚が進行し，角質層のターンオーバー促進によって皮膚表面の病変部位が落屑する．

らず，その研究報告は驚くほど少なく，年齢や紫外線がリスクファクターとして考えられているものの発病メカニズムは明らかになっていない[3,4]．近年，脂漏性角化症部位で Fibroblast growth factor receptor 3（FGFR3）の変異が高い確率で確認されており，発病メカニズムの一端が明らかにされつつある[5]．

脂漏性角化症の一般的な治療方法は，液体窒素により病変部の細胞を壊死させる凍結療法，レーザーによって病変部を蒸散・蒸発させるレーザー治療といった外科的療法である（表1）．これらの治療法は傷跡，色素沈着，再発といった問題があるとともに，医療機関でしか施術でき

第3章 医療・医薬品への展開

表1 脂漏性角化症に対する治療法

治療法	特徴	利点	欠点
凍結療法	液体窒素により病変部の細胞を壊死させる	・治療が簡単で確実性が高い ・保険適用	・痛みが非常に大きい ・1～2週間に1回，数ヶ月間の通院が必要なこともある
レーザー治療	炭酸ガスレーザーによって病変部を蒸発・蒸散させる	・照射後の腫れや痛みは比較的少ない	・保険適用がない場合があり，高額な治療費となることがある ・局所麻酔が必要となることがある ・処置後，半年ほどの遮光が必要
薬物療法	皮膚細胞の分化増殖を制御することで病変部を落屑させる	・自宅で患者自身が処置できる	・皮膚内への薬物送達法が確立されておらず，一定の効果が得られない

ないため患者は複数回の通院を余儀なくされる[3,6]。患者のほとんどが高齢者であることを考えると治療の負担が大きく，外科治療に代わる新しい治療方法の提供はQOLの向上といった観点で大きな意義を持つと考えられる。

4.3 レチノイドを用いた薬物療法の開発動向

脂漏性角化症の外科的療法に代わる治療戦略として，自宅で患者自身が治療を行うことができる薬物療法の開発に大きな期待が寄せられている（表1）。完治には至らないものの，レチノイド（ビタミンAとその類縁化合物の総称）を用いた脂漏性角化症に対する薬物治療の報告が散見される。Tazarotene cream 0.1%を病変部に1日2回適用することで，15人中7人で脂漏性角化症に対する治療効果が認められている[7]。また，脂漏性角化症様患者に0.075%レチノイン酸溶液を6週間外用することによる症状の緩和が報告されている[8]。レチノイドは，生体内で形態形成制御，細胞の分化増殖制御などの作用がある。レチノイドの中でもオールトランスレチノイン酸（All-trans retinoic acid；ATRA）は，生体内における主要な活性本体であり，表皮角化細胞の強い増殖促進作用を促して表皮を肥厚させる。これはATRAの作用により基底層直上のケラチノサイトからHeparin-binding epidermal growth factor-like growth factor（HB-EGF）が分泌され，表皮全体に分布しているEpidermal growth factor receptor（EGFR）を介して基底細胞の増殖が促進されることによる。EGFRはケラチノサイト増殖による再上皮化に重要な役割を果たしており，ATRAを適用することにより表皮のターンオーバーが加速される[9~13]（図1(C)）。このようなATRAの作用により，脂漏性角化症の病変部位が新しい皮膚細胞に押し出されるかたちで落屑すると考えられ，ATRAの効果が脂漏性角化症の薬物治療法の確立につながるとされている。

しかしながら，ATRA は熱や光に対しても非常に不安定であるため，日光に曝される部位に ATRA を外用すると光分解が進み，期待される効果を充分に発揮できない可能性がある[14]。また，ATRA の皮膚透過性は低く，皮膚表面に塗布しても表皮・真皮には適用量の数％程度しか送達できない。例えば，米国で市販されている ATRA クリーム（Retin-A）を適用したブタ皮膚における ATRA 透過率は約5％であることが報告されている[15]。投与量や投与回数を増やすことで皮膚内送達量を増やすといった方法も考えられるが，全身的な副作用や Retinoid dermatitis と呼ばれる炎症を引き起こす可能性が高い。また，脂漏性角化症では乾癬など他の皮膚疾患と比べて外用剤による効果が得にくい。前述の通り，角質層が異物侵入に対する皮膚の物理的バリアを担っており，乾癬やアトピー性皮膚炎といった皮膚疾患では角質層のバリア機能が低下している。一方，脂漏性角化症の患者においては角質層が健康な状態，あるいは角化した状態であり，外用した薬物が十分に透過できず薬効が発揮されない。したがって，ATRA を用いた脂漏性角化症の薬物治療には，既存の軟膏剤やクリーム剤に代わる新たな経皮投与剤形の開発が望まれている。

4.4 ATRA 装填マイクロニードル製剤を用いた薬物療法の開発

MN 技術を応用したタンパク医薬経皮投与製剤，経皮ワクチン製剤，化粧品などの開発は全世界的な関心を深めつつある分野であるが，チタン，ステンレススチール，シリコンなどを素材とする従来の MN は，適用した際のアレルギー反応や折れた微小針が皮膚組織内に残留する危険性が指摘されてきた。そこで筆者らは，コスメディ製薬㈱との共同で針部が皮膚内で溶解することによって含有薬物を放出し，貼付に伴う針の折れ残りの心配がない皮膚内溶解型マイクロニードルパッチ（MicroHyala；MH）を用いた経皮投与製剤の開発を行っている。MH は皮膚構成成分であるヒアルロン酸を主成分とすることから安全性に優れるとともに，薬物の分子量，物性，形態に拘らず微小針部に装填した薬物を確実に表皮・真皮へと送達することができる。事実，MH を応用した先行研究である経皮ワクチン製剤の開発において，筆者らはインフルエンザ抗原を MH に装填した経皮ワクチン製剤がヒトにおいても安全かつ有効であることを臨床研究において実証した（第3章1を参照）[16〜19]。

そこで筆者らは，前述した脂漏性角化症に対する ATRA 治療の課題を解決するために，MH を応用して必要最低限の ATRA を皮膚内に的確に送達できる新規経皮薬物療法の開発に着手した[20,21]。ATRA（$1.4\mu g$）を装填した MH（ATRA MH）をマウス背部皮膚に貼付したところ，経時的に MN の溶解とそれに呼応した皮膚内への ATRA 送達が進み，120分後には MN の完全な溶解と90％以上の皮膚内 ATRA 送達率を達成することができた（図2(A), (B)）。また，ATRA MH 貼付によって表皮の肥厚が観察され（図2(C)），ATRA MH が ATRA を薬効発現部位である角質層下の生きた表皮へと確実に送達できる製剤であることが実証された。興味深いことに，ATRA を含まない Placebo MH の貼付においても表皮の肥厚が認められたが，これは MN を皮膚に圧着するとマイクロメートルスケールの孔が皮膚表面に多数形成されることから，

第3章 医療・医薬品への展開

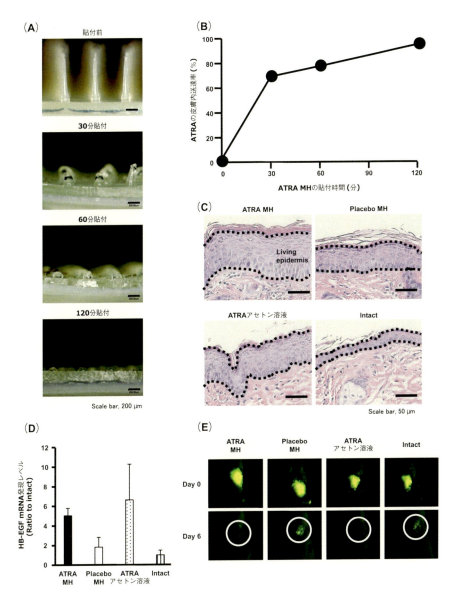

図2 ATRA装填マイクロニードル製剤を用いた薬物療法の開発
(A)マウス背部皮膚に貼付したATRA MHを経時的に回収し，実体顕微鏡によりMNの溶解を観察した。
(B)マウス背部皮膚に貼付したATRA MHを経時的に回収し，MHに残存したATRAを定量することでATRAの皮膚内送達率を算出した。
(C)マウス背部皮膚にATRA MHあるいはPlacebo MHの貼付，またはATRAアセトン溶液の塗布を連続4日間行い，最終処置から12時間後に摘出した皮膚をHE染色した。
(D)マウス背部皮膚にATRA MHあるいはPlacebo MHの貼付，またはATRAアセトン溶液の塗布を連続4日間行い，最終処置から12時間後に摘出した皮膚におけるHB-EGF mRNAの発現量をqRT-PCRにより評価した。
(E)ダンシルクロライドにより角質層を染色したマウス背部皮膚にATRA MHあるいはPlacebo MHの貼付，またはATRAアセトン溶液の塗布を行い，処置前（Day 0）と処置後（Day 6）の皮膚における角質層の残存を *in vivo* 蛍光イメージング装置により観察した。

孔の形成から塞がるまでのプロセス,つまりは創傷治癒のプロセスが関与した結果と考えられる。実際に,角質層の破壊により創傷治癒の過程が進行すると表皮の肥厚が引き起こされることが報告されている[22]。したがって,ATRA MH の適用は ATRA の薬理作用に加えて MN 製剤がもたらす特有の効果も合わさって表皮肥厚が亢進する可能性が示された。

　皮膚内に送達された ATRA の活性評価として HB-EGF mRNA 発現レベルを測定したところ,ATRA MH 適用群と ATRA アセトン溶液塗布群(陽性対照群)において明らかな増加が認められ(図2(D)),ATRA アセトン溶液塗布と比較して ATRA MH 貼付は皮膚内 ATRA 活性の個体間変動(ばらつき)を抑えられることが判明した。すなわち,各個体の皮膚状態により ATRA 透過率が影響される皮膚表面への ATRA 外用とは異なり,MN 技術を用いた ATRA の皮膚内送達はより確実な薬効発現を達成できる投与形態であることが示唆された。さらに,ATRA MH の貼付によって皮膚のターンオーバー促進作用に基づく角質層の落屑が認められ(図2(E)),ATRA MH が脂漏性角化症に対する新規薬物療法の開発に適う経皮製剤として有望である可能性が示された。

4.5　ATRA 装填マイクロニードル製剤の安定性および安全性

　ATRA が抱える課題の1つに,化学的に非常に不安定であり,熱や光に弱く,分解されやすいといった特性がある[14,23,24]。ATRA MH を25℃で保管すると,6ヵ月後には装填した ATRA の約半分が分解されて消失したが,4℃で保管することによって製剤の安定性は担保されることが明らかとなった[21](図3(A))。処方後6ヵ月間の使用期限は,自宅で患者自身が治療を行うのに十分な期間であろうと考えるが,利便性を向上させるためには添加剤や包装などの工夫・改良を通して ATRA MH の室温保管対応を実現することが望ましい。これまでに ATRA の化学的安定性を向上させる製剤研究が進められており[25~27],固体脂質ナノ粒子を用いた ATRA 安定性の向上[23]など今後の進展に期待したい。

　もう1つの ATRA による皮膚疾患治療における課題が,ATRA の頻回局所投与によって誘発される紅斑や炎症を伴う Retinoid dermatitis と呼ばれる副作用である[9,28,29]。ATRA アセトン溶液を4日間連続塗布したマウス皮膚では中等度から重度の紅斑やかぶれが認められたが,ATRA MH の連続貼付では紅斑は軽度に抑えられた(図3(B))。ATRA の外用により炎症が起こることはこれまでに多数報告されているが,炎症誘発メカニズムは明確になっていない[30]。ATRA MH 適用による炎症誘発についてさらに詳細な検討は必要とされるものの,MN により ATRA を直接皮膚内へ送達する手法は,皮膚表面への ATRA 塗布よりも刺激性・起炎性が少なく,安全性に優れる可能性が示唆された。

4.6　ATRA 装填マイクロニードル製剤の臨床研究

　前述の動物実験の結果を踏まえて,筆者らは ATRA MH の安全性および有効性を検証する臨床研究を実施した[20,31]。ヒト皮膚に ATRA MH を1回貼付したところ,貼付直後に投与部位に

第3章 医療・医薬品への展開

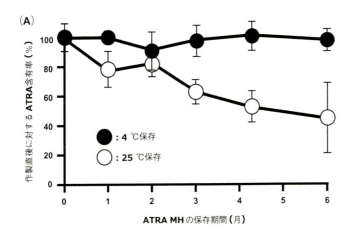

図3 ATRA装填マイクロニードル製剤の安定性および皮膚刺激性
(A) ATRA MH を 4℃あるいは25℃条件下で保存し，MH に残存する ATRA を経時的に定量した。
(B) マウス背部皮膚に ATRA MH あるいは Placebo MH の貼付，または ATRA アセトン溶液の塗布を連続4日間行い，最終処置から12時間後に皮膚の紅斑・かぶれを観察した。

軽度の紅斑が認められたが，貼付1週間後にはほぼ消失し，1ヵ月後には完全に消失した。また，血液検査の結果から，ATRA MH の貼付による全身性の有害事象は認められず，ATRA MH のヒトへの貼付は安全性に大きな問題は無いと判断した。そこで，1週間隔で4回 ATRA MH を貼付する試験を行ったところ（図4(A)），2回目の貼付1週間後から紅斑が確認される人数が増加する傾向が認められた。しかし，これらの紅斑はいずれも軽微であり，試験終了2～3ヵ月後においては消失したこと，並びに血液検査の結果から，ATRA MH の頻回投与は重篤な副作用の誘発にはつながらないことが示唆された。また，3回目の貼付後に2名の被験者において角質層の落屑が認められ（図4(B)），ヒト皮膚においても ATRA MH によって ATRA が活性を保ったまま皮膚内に送達されていることが示された。以上の結果より，ATRA MH はヒトに複数回投与しても安全に適用できる製剤であり，脂漏性角化症治療薬として有望である可能性が示された。

一方，数名の被験者では6時間貼付後に ATRA MH の針が完全に溶解していないことが確認

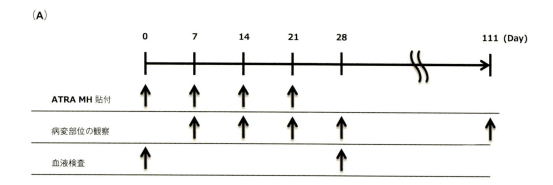

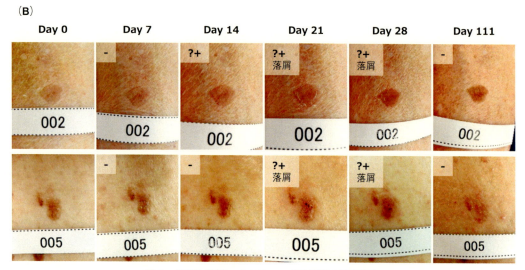

図4　ATRA装填マイクロニードル製剤の臨床研究
(A)臨床研究スケジュール（1.6 μgのATRAを装填した針長800 μmのMH（0.8 cm²）を使用）
(B)脂漏性角化症被験者2名について病変部の経過観察を示す。ATRA MH貼付期間に軽微な紅斑（?＋）とともに角質層の落屑を認め，治療後2～3ヵ月後には紅斑は消失（－）した。

され，皮膚の弾力や厚みが患者や部位によって異なると針が刺さらなかったり，あるいは刺さった後に押し返されたりする可能性が考えられた。今後実用化するためには患者や部位に拘わらず病変部皮膚に確実に貼付するための改良・工夫が必要である。また，今回の臨床研究では最終的に脂漏性角化症の完治は認められなかったが，今後ATRA MHの実用化に際して投与量や投与スケジュールの最適化，他の薬物との併用などの検討により，完治につながるMN製剤が開発されることを期待している。

4.7　おわりに

マイクロエレクトロニクス産業の発展に伴い，MNの作製技術は目覚しく進歩した。これまで

第3章 医療・医薬品への展開

に350を超える論文が公表され，研究の中心は学術研究から製品開発へと移行しつつある．多くの製薬会社が MN 技術を活用した製剤開発に参入し始めている．MN を用いた副甲状腺ホルモンによる骨粗鬆症治療や経皮ワクチンなどの臨床研究について近年報告がなされており[32,33]，MN 技術が医療の発展に貢献する日は近いといえる．

　本研究では，加齢に伴い高頻度で発症する脂漏性角化症について，凍結療法やレーザー治療といった従来の外科治療に代わる新規薬物治療の提供を目的とした．脂漏性角化症の新規治療法として ATRA MH のコンセプト，およびヒトでの安全性と薬効発現を実証した．MN 技術の適用領域を皮膚疾患に対する薬物治療に拡大した研究は，筆者の知る限り初めての取り組みである．今後，安全性を担保しつつ完治を目指した長期反復投与ならびに高用量での ATRA MH 臨床研究が必要とされるが，筆者らの基礎から臨床にわたる成果は，MN 技術を応用した脂漏性角化症の新規薬物治療法の確立に少なからず貢献するものと考える．

文　　献

1) J.M. Yeatman et al., *Br. J. Dermatol.*, **137**, 411-414（1997）
2) O.S. Kwon et al., *Photodermatol. Photoimmunol. Photomed.*, **19**, 73-80（2003）
3) C. Hafner, T. Vogt, *J. Dtsch. Dermatol. Ges.*, **6**, 664-677（2008）
4) M. Ming et al., *J. Invest. Dermatol.*, **131**, 1583-1586（2011）
5) C. Hafner et al., *J. Invest. Dermatol.*, **127**, 1883-1885（2007）
6) D. Mehrabi, R.T. Brodell, *Dermatol. Surg.*, **28**, 437-439（2002）
7) M.D. Herron et al., *Int. J. Dermatol.*, **43**, 300-302（2004）
8) P. Asawanonda et al., *Dermatol. Online J.*, **11**, 18（2005）
9) G.J. Fisher, J.J. Voorhees, *FASEB J.*, **10**, 1002-1013（1996）
10) J. Varani et al., *J. Invest. Dermatol.*, **117**, 1335-1341（2001）
11) S. Barrientos et al., *Wound Repair Regen.*, **16**, 585-601（2008）
12) J.H. Xiao et al., *EMBO J.*, **18**, 1539-1548（1999）
13) B. Chapellier et al., *EMBO J.*, **21**, 3402-3413（2002）
14) M. Brisaert, J. Plaizier-Vercammen, *Int. J. Pharm.*, **199**, 49-57（2000）
15) C. Sinico et al., *J. Control. Release*, **103**, 123-136（2005）
16) K. Matsuo et al., *J. Control. Release*, **161**, 10-17（2012）
17) K. Matsuo et al., *J. Control. Release*, **160**, 495-501（2012）
18) S. Hirobe et al., *Pharm. Res.*, **30**, 2664-2674（2013）
19) S. Hirobe et al., *Biomaterials*, **57**, 50-58（2015）
20) Y. Hiraishi et al., *J. Control. Release*, **171**, 93-103（2013）
21) Y. Hiraishi et al., *Int. J. Pharm.*, **441**, 570-579（2013）
22) M. Denda et al., *J. Invest. Dermatol.*, **109**, 84-90（1997）

23) S.J. Lim *et al.*, *J. Control. Release*, **100**, 53-61 (2004)
24) G. Ioele *et al.*, *Int. J. Pharm.*, **293**, 251-260 (2005)
25) M. Hattori *et al.*, *Graefes Arch. Clin. Exp. Ophthalmol.*, **250**, 557-563 (2012)
26) B. Ozpolat, G. Lopez-Berestein, *Leuk. Lymphoma*, **43**, 933-941 (2002)
27) G. Zuccari *et al.*, *J. Control. Release.*, **103**, 369-380 (2005)
28) B.H. Kim *et al.*, *Toxicol. Lett.*, **146**, 65-73 (2003)
29) S. Kang *et al.*, *J. Invest. Dermatol.*, **105**, 549-556 (1995)
30) J.E. Lee *et al.*, *Ann. Dermatol.*, **22**, 290-299 (2010)
31) S. Hirobe *et al.*, *Life Sci.*, in press (2016)
32) F. Cosman *et al.*, *J. Clin. Endocrinol. Metab.*, **95**, 151-158 (2010)
33) P. Van Damme *et al.*, *Vaccine*, **27**, 454-459 (2009)

第4章　美容・化粧品への展開

1　マイクロニードルのアンチエイジング化粧品への応用

権　英淑*

1.1　はじめに

　注射投与に代わる経皮的薬剤投与法としてのマイクロニードルの発想とその萌芽的研究開発活動は欧米において20世紀後半に始まり，今世紀初頭に本邦においても開始され現在に至っている[1～3]。マイクロニードルの当初の研究開発は医療分野への応用が模索されてきたが，筆者らはヒアルロン酸，コラーゲンのような美容成分そのものでマイクロニードルを作製し，化粧品としてのポテンシャルを工業的製法を樹立することにより現実化させ，抗しわを謳った化粧品を2008年世界で初めて製品化した[4]。化粧品用のマイクロニードルは医療用と異なり，角質層を貫通することなく目元や口元など特殊部位に適用しやすいという性質が要求され，具体的には微細針が林立した柔軟なシート状が好ましい。筆者らは化粧品としてマイクロニードルの物性や皮膚浸透性，安全性ならびにスキンケア効果について検討してきた。以下，それらのデータをベースとして，マイクロニードル化粧品の特徴および抗しわ，美白，育毛などアンチエイジングケアへの応用について述べる。

1.2　化粧品マイクロニードルの特徴

　マイクロニードルは従来不可能な数百万の高分子化合物を確実に皮膚へ浸透させ得る革新的な経皮投与製剤である。化粧品としてのマイクロニードルの設計は医薬品と異なり以下の特徴を有する。①化粧品としての安全性を配慮し，ニードルの超微細化により角質層深部へ有用成分を送達することが目標である。②スキンケアの目的では気になる箇所に繰り返し使用することが想定されるので，ステンレスや合成高分子など皮膚に危険性の恐れがある材質を使用するのは不適であり，ニードル自身の材質が皮膚に安全であることが必須でありさらに有用であることがより望ましい。③医薬品製剤と異なりマイクロニードルシートの外観，使用感などが化粧品イメージを満足しなければならない。④日常的に誰でも利用できる簡便な適用法の設定が必要である。

1.3　マイクロニードルの基本性能

　筆者らが開発したマイクロニードルを例として異なるディメンションのマイクロニードルの送達部位，用途，適用時痛みなどに関してまとめる（表1）。MicroHyala®はヒアルロン酸，コラーゲンなど水溶性高分子をニードル材質として開発した生体溶解型マイクロニードルである（図1

---

*　Ying-Shu Quan　コスメディ製薬㈱　取締役

マイクロニードルの製造と応用展開

表1 MicroHyala®のディメンションおよび特徴

品名	MicroHyala 800	MicroHyala 200
製剤構成 　主構成材料 　形状 　長さ（μm） 　針間隔（μm）	 ヒアルロン酸 円錐形 800 600	 ヒアルロン酸 コニーデ形 200 600
到達部位	真皮	角質
顕微鏡写真		
用途・目的	（医療用，医療器具） ワクチン接種，高分子薬剤経皮投与	（化粧品，医薬部外品） 抗しわ，美白，育毛などアンチエイジングケア
挿入時痛み	弱い痛み	無痛
皮膚刺激性	軽度	無

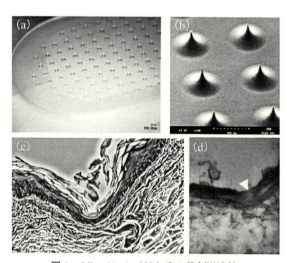

図1　MicroHyala 200とその薬剤送達性
(a), (b)マイクロニードルアレイ，(c) MicroHyala 200をヒト摘出皮膚へ適用後の皮膚断面顕微鏡写真，(d)マイクロニードルによるFD 4の角質層深部への送達を示す。

(a), (b))。MicroHyala 800は円錐形をなしアスペクト比が大きい針として設計した。MicroHyala 200は角質への到達および薬物送達を目的として形状はコニーデ型に設計している。MicroHyala 200はマイクロニードルを超微細化し化粧品用途として肌に密着することによりニードルが角質層に入り，高分子ヒアルロン酸が角質層中で溶解・内部浸透するように設計した。

第4章 美容・化粧品への展開

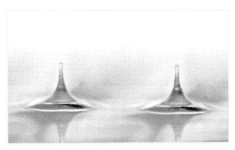

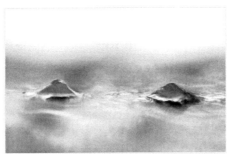

図2 MicroHyala 200のヒト顔面貼付前後における形状変化

1.3.1 マイクロニードルの溶解性および薬剤送達性

筆者らはMicroHyala 200を *in vitro* ヒト摘出皮膚に適用しマイクロニードルが角質層深部まで到達していることを確認した（図1(c)）。また，モデル化合物としてFD 4（FITCラベル化したデキストラン，分子量4,000）を含有させたMicroHyala 200をヒト摘出皮膚に適用すると，FD 4が主に角質層で放出され，その後徐々に表皮層へ拡散していくことが明らかになった（図1(d)）。さらに，MicroHyala 200を *in vivo* ヒト顔面に貼付し使用前後のニードル形状の変化を顕微鏡により観察した。図2から明らかなようにニードル先端部が皮膚内で溶解したことが分かる。

1.3.2 マイクロニードルによる薬剤皮膚浸透性

MicroHyala 200を皮膚に適用するとニードルが角質に留まるにもかかわらず顕著な薬剤皮膚浸透促進効果が示された[5]。筆者らは3％レチノール誘導体（RR）含有クリームのみの使用とクリームとプラセボマイクロニードルとの併用との比較検討を行った。クリームのみ適用の場合レチノール誘導体は角質層において高浸透量を示したが，表皮・真皮層にはほとんど浸透していない。クリームを塗った後マイクロニードルを適用することによりレチノール誘導体は角質層から表皮・真皮層へ深く浸透することが示された（図3）。さらに水溶性ビタミンC誘導体（アスコルビルリン酸Na）もマイクロニードルに含有させることにより，化粧水やクリームよりはるかに高い浸透性が見られた。マイクロニードルを角質層の深部に送達することにより角質バリア機能をミニマム化し直接必要な深さに"注入"できることが化粧品マイクロニードルの特徴といえる。

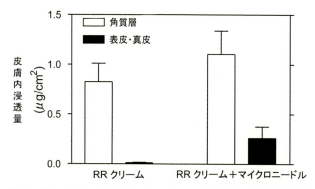
図3　MicroHyala 200を用いたレチノール誘導体の経皮浸透促進

1.3.3　マイクロニードルの皮膚安全性

　マイクロニードルは皮膚に挿入されミクロポアにより薬剤を浸透させるため皮膚安全性の確保が極めて重要である。筆者らは経表皮水分蒸散量（transepidermal water loss, TEWL），皮膚電気抵抗（electric skin resistance, ESR）などにより皮膚バリア機能への影響を考察した。医療用MicroHyala 800は適用直後に経表皮水分蒸散量の増加および皮膚電気抵抗の低下が認められるが24時間後には回復した[6,7]。一方，化粧品マイクロニードルであるMicroHyala 200は皮膚適用後TEWL値，ESR値，ともにほとんど変化が無かった。別途，皮膚一次刺激試験，累積刺激試験，および皮膚感作性試験においても，化粧品マイクロニードルの安全性は確認された。それゆえ，化粧品マイクロニードルはニードルが角質層に留まる，すなわち無侵襲といえる。

1.4　マイクロニードルのしわケアへの応用

　ヒアルロン酸はグリコサミノグルカンの一種でD-グルクロン酸とN-アセチル-D-グルコサミンの繰り返し構成単位二糖からなる直鎖の高分子多糖体であり，吸水により何十倍の容積に膨らむ性質からしわへの充填剤として注目されてきた。また，ヒアルロン酸は生物学的活性を有する細胞外マトリックス成分として存在し，組織の創傷治癒や形態発生に重要な役割を果たしていることが知られている。しかしながらヒアルロン酸のような高分子化合物は皮膚への浸透性が極めて低く，臨床でしわへのケア効果を得るためには注射によらなければならない。ヒアルロン酸を素材とするマイクロニードルはヒアルロン酸を直接角質に浸透させることができるので，ヒアルロン酸自身の吸水膨張による皮膚押し広げや内側からの保湿などしわ改善効果が期待できる。

　筆者らはヒアルロン酸マイクロニードル（MicroHyala 200）を用い，30～65歳の健康女性ボランティア（22名）における臨床評価を行った。週に2回マイクロニードルを使用すると，1ヶ月後スキンラフネス（Skin roughness）は有意に低下し，その後も適用期間とともにスキンラフネスが顕著に改善されていることが確認された（図4）。本試験においてアンケートによる自覚症状として，かゆみ・くすぐったさ・ただれ・ヒリヒリ感・堅さ・こわばりなどの皮膚刺激性は認められず，専門医の観察による皮膚の赤み・むくみ・落屑（らくせい）もなく，マイクロニード

第4章　美容・化粧品への展開

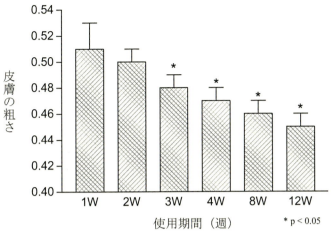

図4　MicroHyala 200によるスキンラフネスの改善
（目元に週に2回，3ヶ月適用）

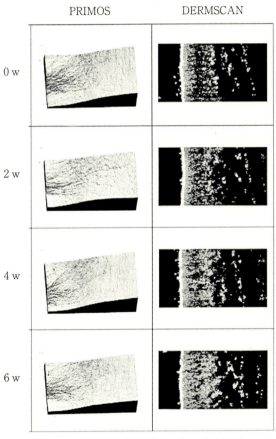

図5　MicroHyala 200によるコラーゲン増殖
（目元に週に2回，6週間適用）

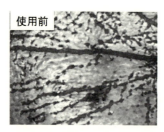
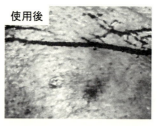

図6　ヒアルロン酸マイクロニードルを用いた被試験者目尻に適用前後の写真
（PRIMOSによる3次元画像解析，61歳の男性，目尻に3回適用）

ルの皮膚への安全性がヒトにより確認された[8]。さらに，マイクロニードルによりヒアルロン酸，コラーゲンのような薬剤成分が皮膚に浸透することにより真皮密度の増大やコラーゲンの増殖が観察された（図5）。図6にマイクロニードル化粧品（クオニスダマーフィラー）を目尻に適用し，使用前後のしわ変化をPRIMOSにより3次元画像解析を行った結果を示す。3回の使用により，しわ面積が主に浅いしわ中心に約70％減少するという高い改善効果が得られた。これらの結果によりヒアルロン酸を主材料とするマイクロニードルはそれ自身を角質深部へ送り込むことにより抗しわなどエイジングケアに明瞭な効果を示し，かつ皮膚安全性も問題ないことが確認できた。

1.5　マイクロニードルの美白への応用

ビタミンCのような抗酸化剤，活性酸素消去剤は古くから美白の目的で使われているが，これらの化合物は水溶性であり且つ安定性に劣るため期待する美白効果が得難い。筆者らは安定型ビタミンCであるパルミチン酸アスコルビルリン酸3Na（APPS）およびコウジ酸など抗酸化剤を併用しマイクロニードルによる美白効果の評価を行った。21名の健康な女性（平均年齢：42.5歳）で顔に「しみ」のあるボランティアに5％APPSと1％のコウジ酸を配合したマイク

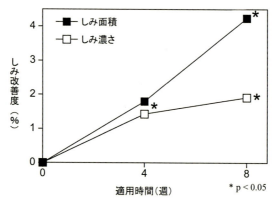

図7　5％APPSおよび1％コウジ酸を配合したマイクロニードルによるしみの改善

第4章　美容・化粧品への展開

ロニードルを週3回，計8週間適用した。その結果を図7に示すが，しみ面積およびしみ濃さが使用前と比べて有意に改善された。別途，プラセンタを主とする薬剤を高濃度配合のマイクロニードル製剤とプラセンタ配合の美白美容液と併用しボランティアのしみ部に投与した結果が図8である。美容液は毎日朝と晩，マイクロニードルは週に3回，計20週間継続すると図に示すように明瞭なしみ改善効果が観察された。これらの結果より薬剤を含有するマイクロニードルをしみ部位に集中的に投与し薬剤を浸透させることによって優れた美白効果が期待できることが分かる。

1.6　マイクロニードルの育毛への応用

育毛に求められる要素は薬剤成分が毛根部まで浸透して毛母細胞の活性化により毛細血管の血行を促進や毛乳頭を刺激し毛髪の生成を促進することである。ローションなどの液剤から薬剤成分を皮膚適用の場合，一部は毛穴を通じて浸透することが考えられるが，大半は角質―生きた表皮―真皮を経るので毛根部到達のためには角質バリヤを越えなければならない。そこで筆者らは

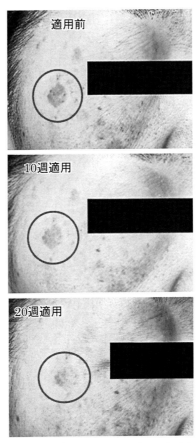

図8　プラセンタ配合マイクロニードルによるしみの改善
（週に3回，20週間適用）

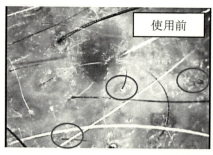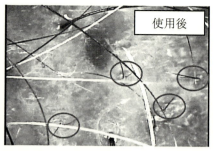

図9 海藻エキス配合マイクロニードルによる育毛効果
(60歳男性,頭髪の生え際に週3回,1ヶ月適用)

モデル育毛薬剤としてミノキシジルを含有するマイクロニードルを用いて脱毛動物により育毛効果を検証した。その結果休止期間型脱毛モデルマウスにおけるミノキシジル含有マイクロニードル(投与量85μg)は同含量の液剤より顕著な発毛効果が認められた。

一方,海藻エキス配合マイクロニードルをヒト頭髪の生え際に隔日1回連続適用したところ,使用前の弱々しい産毛が,使用後全体的にしっかり生えてきていることが確認できた(図9)。これらの結果は,マイクロニードル型製剤により革新的な育毛製品が創成される期待を示すものである。

1.7 おわりに

マイクロニードルは歴史的には医薬品のDrug Delivery System(DDS)を目的として主として研究開発が進められ,既に糖尿病治療薬インスリン,C型肝炎治療薬インターフェロン,骨粗鬆症治療薬PTHなど多くの蛋白質のマイクロニードル経皮投与が試みられている[6,9]。また,インフルエンザワクチン,マラリアワクチン,アルツハイマー病治療用ワクチンなどマイクロニードル経皮ワクチンを用い皮下注射に匹敵する優れた免疫誘導効果が得られた[10~13]。筆者らのインフルエンザマイクロニードルワクチン開発においては臨床研究段階へと進捗している。マイクロニードルの有するDDSとしての大きな可能性を筆者らは工業的製法を確立することにより機能性化粧品として上市し,その有効性を現実化することができた。今後ともマイクロニードルの技術の美容,医療への展開をさらに進めていきたい。

文　献

1) V.C. Hascall *et al.*, *J. Biol. Chem.*, **249**(13), 4242-4249 (1974)
2) S. Henry *et al.*, *J. Pharm. Sci.*, **87**, 922-925 (1998)

3) 吉田拓史ほか, 日本薬学会, 第126年会要旨集3, p. 35 (2006)
4) 権英淑ほか, 薬剤学, **69**(4), 272-276 (2009)
5) 権英淑ほか, 機能性化粧品と薬剤デリバリー, p. 115, シーエムシー出版 (2013)
6) S. Liu et al., *J. Control. Release*, **161**, 933-941 (2012)
7) 権英淑, 日皮協ジャーナル, **33**, 76-82 (2011)
8) 権英淑ほか, *Cosme Tech Japan*, **5**, 540-544 (2011)
9) H. Katsumi et al., *J. Pharm. Sci.*, **101**, 3230 (2012)
10) K. Matsuo et al., *J. Control. Release*, **160**, 495-501 (2012)
11) Y. Hiraishi et al., *Int. J. Pharm.*, **441**, 570-579 (2013)
12) S. Hirobe et al., *Pharm. Res.*, **30**, 2664-2674 (2013)
13) Y. Hiraishi et al., *J. Control. Release*, **171**, 93-103 (2013)

2 マイクロニードルの形成外科,美容皮膚科治療への応用

深水秀一[*1],水上高秀[*2]

2.1 はじめに

　高齢化社会と社会的価値観の多様化に伴い,皺取りやしみ取りを中心としたアンチエイジングを希望する患者が増加している。形成外科や美容皮膚科ではこれらの患者に対する施術を行うことが多い。従来,皺取りにはケミカルピーリング,レーザーピーリング,フェイスリフトといった比較的侵襲の高い方法がとられてきた。しかし近年,より侵襲が少なくダウンタイムの短い方法が好まれるようになり,広く行われるようになっている。具体的にはA型ボツリヌス毒素製剤(ボトックス®)注射やヒアルロン酸,コラーゲンなどの注入による方法がこれに相当し,いずれも皮膚や皮下組織をターゲットとしている。これらの治療で必要とされているのは安全な材料,適切な量,確実なテクニックと言われている。すなわち,ある種の薬剤やワクチンのように吸収されて全身へ反応が及ぶことを避け,安全な薬液を目的とする深さに正確に浸潤させることが求められる。さらに施術を希望する人に針に対する恐怖心を植え付けず,刺入時や注入時の痛みを最低限にすることも必要である。この目的を達成するためにはこれまで施術者の経験と技量に頼ってきたが,最近我々は独創的なマイクロニードル機器を開発したため,この機器を用いた薬液の経皮注入に対する有用性と安全性,さらに今後の改善点について述べる。

2.2 マイクロニードル(MN)の歴史

　直達性と確実性から経皮投与の有効性は他の投与法に比べて格段に高くなるものの,皮膚の角質層は本来生体を保護するためのバリアーとして機能しており,薬効を発揮するのに十分な吸収速度を得ることは非常に困難であった[1,2]。特に水溶性薬物や高分子量薬物などの吸収性は極めて低いため[3],これらの薬物を経皮投与して薬効を十分に発揮させるためには吸収促進剤を用いたり[4~6],あるいはプロドラック化[7]など多くの試みがなされてきた。しかし,これらの受動的方法では薬剤の効果が発揮されるまでに時間を要したり,ペプチドやオリゴヌクレオチドなど高分子の物質を経皮吸収させるためには十分とはいえず,さらに効率良く薬物を皮膚から吸収させることのできる方法が求められている。一方,過去10年の工業技術の進歩を受けて,経皮投与における皮膚の浸透性を高める能動的方法として,噴射式注射器,イオントフォレーシス,エレクトロポーレーション,超音波,MN,粉注射,角質除去とテープ除去などが発表されてきた[8]。これらの中で,大きな装置を必要とせず汎用性があり,より簡便で安全に経皮吸収を達成できる技術としてマイクロニードル(MN)が注目されている[9]。

　複数の微細針を皮膚に適用することにより厚さ10~20μmの角質層に微小孔をあけ,物質の経皮投与効率を向上させる発想と微細針製造技術の発達をもとにMNは発展してきた。剣山のよ

[*1] Hidekazu Fukamizu　浜松医科大学　医学部附属病院　形成外科　病院教授
[*2] Takahide Mizukami　浜松医科大学　医学部附属病院　形成外科　診療助教

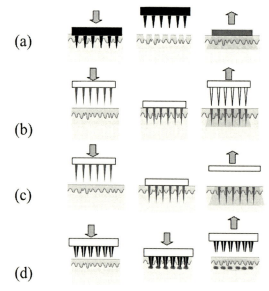

図1 様々なデザインのマイクロニードル（MN）[9]
(a) MN で穿刺後薬液を皮膚に塗布し，生じた微小孔を介して薬液が皮膚内へ浸潤しやすくする。
(b) 微細針に薬液をコーティングした MN を穿刺し，薬液が皮膚内へと拡散した後に MN を抜去する。
(c) 微細針に薬剤をコーティングあるいは装填した MN を穿刺し，針の溶解とともに薬剤が皮膚内へ拡散する。MN は台座のみ残る。
(d) MN の内腔を介して皮膚内へ薬液を注入する。

うな複数針の概念は1976年に Gerstel と Place によって提唱されたが，針の微細構造を製造する技術がまだ発達していなかったため開発研究は停滞していた[10]。1990年代になって微細加工技術が発展するとともに針の製造が容易になり，1998年 Henry らが初めて経皮投与に MN を用いている[11]。現在まで様々なデザインの MN が開発されている（図1）が，MN を用いた経皮投与は，他の経皮吸収促進法と比べ，(1) 薬物などの経皮吸収機構が明確であり説得性がある。(2) 薬物分子量・油水分配係数など物理化学的性質に依存せず水溶性の高分子のみならず粒子状の物質をも皮膚内に送達できる。(3) MN の種類により速効またはコントロール粒子状リリースの設計が可能である。(4) 自己投与が可能である。(5) ニードルの微小化により無痛である。と言った特徴を有している[8,9]。これらの MN は，感染症対策の予防接種，インスリンなどホルモン剤の投与，がん免疫のための経皮ワクチン投与など多岐にわたって臨床応用されている[12~14]。また，微細加工技術の進歩は内径が太く外径が細い針の製造を可能にし，美容外科の分野では33～34Gの針も使用可能となっている[15]。

2.3　我々の開発した3本針 MN

　ナノテクノロジーと言われる微細加工技術とワクチンなどに用いられている多数針の発想をもとに南部化成㈱は31G 微細針3本を配置したマイクロニードル機器を開発した（図2）。私たち

第4章 美容・化粧品への展開

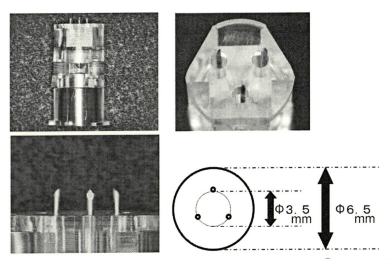

図2 31G微細針3本を外向きに配置したマイクロニードル機器（パスキン®）の外観と断面図

はまず，針先端の斜角が外向きに配置された3本針と内向きに配置された3本針，さらにそれぞれの針長を比較することによって，どの条件が最も有効に薬剤を経皮投与できるか検討した。

外向きに配置された3本針と内向きに配置された3本針から，それぞれ排出された流体が空気中でどのような流線を描くか，ハイスピードカメラで撮影したところ，針先端の斜角が外向きに配置された3本針から放出された液体は内向きに流れ，3本の流線は中央でぶつかり水平方向に噴出された。これに対して，針先端の斜角が内向きに配置された3本針から放出された液体は外向きに散在した（図3）。皮内では皮下組織の抵抗があるため，実際にヒトの皮膚を使って確かめた。それに先駆けて針の長さを検討した結果，針長800μmと1,200μmの針では注入圧による逆流が多かったため1,500μmのマイクロニードルを用いることにした。まず，墨汁を屍体の前額部皮膚と乳房再建手術で切除された腹部皮膚とに局注した。その断面像を比較すると，注入された墨汁は，外向き3本針では長方形，対照として用いた内向き3本針と31G 1本針では三角形または楔形の広がりを示した（図4）。この実験では，前額部に薬液が浸潤する深さを知ることができないため，超音波エコー増感剤をボランティアの前額部皮膚へ注入し，超音波断面像を比較した。外向き3本針ではエコー増感剤が水平方向2.40cm，垂直方向0.26cmに拡散したのに対して，31G 1本針はそれぞれ1.38cmと0.36cmであった（図5）。これらの実験から外向き3本針は，一定の深さで，水平方向に正確に薬液を浸潤させることができると確信した[16]。基礎実験の最後に，リンパ管造影に使用するICG（Indocyanine green）をこれらの針で注射して，注入された液体のドレナージを近赤外線カメラで観察した。その結果，外向き3本針では数本の淡い流出路をゆっくり流れたのに対して，31G 1本針では1本の速い流れが認められた（図6）。この2種類の針では注入した液体の流出路（ドレナージ）にも違いがあると考えられた。この装置に使用されている3本針の強度に関しては，台座からの引き抜き強さ，漏れ，弾性について関

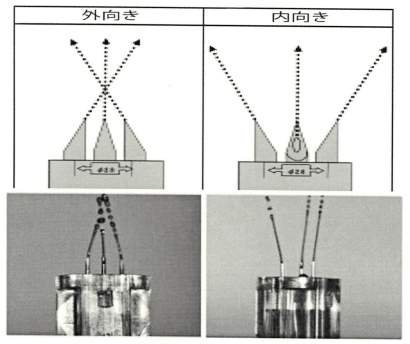

図3 3本針MNの針先端の斜角の向きによる液体の噴出方向の違い[16]

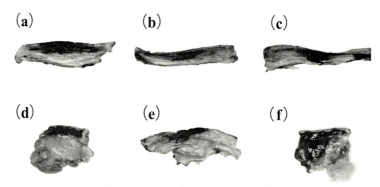

図4 経皮投与した墨汁の浸潤形態[16]
(a)〜(c)前額部皮膚, (d)〜(f)腹部皮膚, (a), (d)外向き3本針を用いた浸潤形態, (b), (e)内向き3本針を用いた浸潤形態, (e), (f)31G 1本針を用いた浸潤形態

係機関(JIS)の信頼性試験を経ている。しかし，31Gの針は細いため，ある程度の長さがあると折れたり破損する可能性が一般的に言われている。3本針の台座から露出している部分は1,500 μmと非常に短いため，基礎実験を通して破損するようなトラブルはなく，安全性には問題がないと思われた。

第4章 美容・化粧品への展開

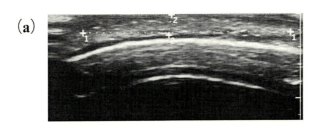

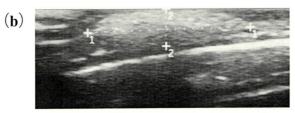

図5 経皮投与した超音波エコー増感剤の浸潤形態[16]
(a)外向き3本針を用いた浸潤形態，(b)31G 1本針を用いた浸潤形態

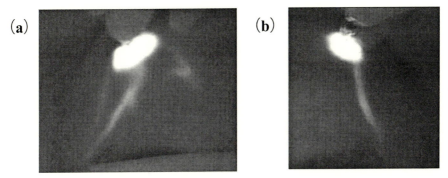

図6 ICG（Indocyanine green）を経皮投与した後，近赤外線カメラで観察したドレナージの蛍光像
(a)外向き3本針を用いた浸潤形態，(b)31G 1本針を用いた浸潤形態

2.4 3本針MNの臨床応用
2.4.1 ボトックスビスタ®による皺取り

　基礎的実験の結果から，薬剤の経皮投与には，1,500 μmの3本針を針先端の斜角が外向きになるように配置した装置が最も有用と考えられたため，ボランティアの皮膚を用いて臨床的検討を行った。方法は，眉間に中等度以上の皺を有する協力者20人に対して，この機器を用いてボトックスビスタ®を5カ所に2単位ずつ合計10単位を注射した。皺取り効果は第三者によって写真判定した[17,18]。結果は表1に示したが，施行前に中程度の皺を有した人が11人，高度の皺を有した人が9人いたが，有効率は95％，皺の改善は施行後4週で93.3％，12週で80％の持続を示した。満足度のスコア[19]は高値で，特記すべき副作用はなかった（表2）。これによって顔面特に前額部にボトックスビスタ®を注射する場合，目的とする深さに正確に安全に無駄なく薬剤を浸

潤させることができることが臨床的にも証明された。

2.4.2 局所麻酔

腋臭症や腋窩多汗症の治療としては，最近ではボトックス®の局注も行われるが，我々は小切開から機器を用いてアポクリン腺を切除するクワドラカット法という手術を行っている。その際，局所麻酔薬を腋毛が生えている部分に注射するが，このように皮膚が薄い部位では経験の浅い医師などは針の深度が一定せず，結構多量の麻酔薬を必要とする。そのため，この3本針で麻酔の量を減らせることができないかと考えた。このMNを用いて局所麻酔を行ったところ，目的とした面積あたりの麻酔薬の使用量は，通常用いている27G針の約60％で鎮痛が得られた（表3）[20]。穿刺するときの痛みと注入するときの痛みをVASスケールで比較したが，残念ながら注入痛は改善できなかった。

2.4.3 その他

原発性腋窩多汗症に対するボトックス®注射，ケロイド・肥厚性瘢痕に対するケナコルト®局注，ICGを用いたリンパ管造影など多くの疾患で用いられている。

表1 ボトックスビスタ®による眉間の皺取り効果注射前と注射後4週間の表情皺の程度の変化[16]

Score	施行前	4週間後
	N = 20	N = 20
0	0	4 (20.0)
1	0	12 (60.0)
2	11 (55.0)	4 (20.0)
3	9 (45.0)	0
Mean	2.45	1.00

0：no wrinkles，1：mild，2：moderate，3：severe．
Data；number (percentage)．(Honeck, 2003)

表2 ボトックスビスタ®注射後4週間および12週間の満足度[16]

No	満足度項目	Week 4		Week 12	
		Mean	SD	Mean	SD
1	作用発現までの時間	5.4	1.3	5.1	1.1
2	皺取り効果	5.6	1.0	5.1	1.3
3	効果持続時間	5.6	1.0	5.4	1.0
4	副反応	5.6	1.1	5.3	1.5
5	全般的満足度	5.6	1.5	5.3	1.4

満足度：1＝非常に不満，2＝不満，3＝少し不満，4＝普通，5＝少し満足，
6＝満足，7＝非常に満足

第4章　美容・化粧品への展開

表3　局所麻酔に要したリドカイン（0.5％キシロカインE®）の量と穿刺痛および注入痛に対するVASスコア[20]

症例数	パスキン® 10	対照（27 G） 10
必要麻酔量（ml）*	10.6±2.14	18.3±4.19
麻酔面積（cm^2）	32.0±10.23	34.3±10.40
必要量/面積（ml/cm^2）**	0.32±0.04	0.59±0.13
穿刺痛VASスコア*	2.14±1.35	4.43±0.53
注入痛VASスコア	4.60±1.31	3.93±1.30

*$P<0.01$, **$p<0.001$

2.5　現状と今後の展望

　現在，南部化成㈱は，31Gと34Gの外向き3本針を装着した注射用針をパスキン®という名前で販売している。また，針の長さは1.5 mm，2.5 mm，3.5 mmの3種類である。今後この機器は，ボトックス®だけでなくヒアルロン酸など他の注入剤（フィラー）にも応用できると思われるが，分子量と針の内径，注入すべき深さと針長の関係についてさらに検討する必要がある。また，マイクロニードルの穿刺痛はかなり軽減されているものの，注入痛は依然として改善の余地があるため，投与法や投与速度に関しても検討すべきと考えている。この機器のコンセプトは独創的で，形成外科や美容皮膚科に限らずあらゆる分野で薬剤の経皮投与デバイスとして汎用性があると思われる。

文　　献

1) C. Ribaud, J.C. Garson, J. Doucet, et al., *Pharm. Res*, **11**, 1414-1418（1994）
2) B.W. Barry, *Nat. Biotechnol.*, **22**, 165-167（2004）
3) J.D, Bos, M.M. Meinardi, *Exp. Dermatol.*, **9**, 165-169（2000）
4) K. Sugibayashi, K. Hosoya, Y. Morimoto, et al., *J. Pharm. Pharmacol.*, **37**, 578-580（1985）
5) B.W. Barry, *J. Controlled Rel.*, **6**, 85-97（1987）
6) P. Liu, W.I. Higuchi, W.Q. Song, et al., *Pharm. Res.* **8**, 865-872（1991）
7) R.H. Guy, *Pharm. Res.*, **3**, 1765-1769（1996）
8) 権英淑，中川晋作，生産と技術，**64**, 63-68（2012）
9) A. Arora, M. Prausnitz, S. Mitragotri, *Int. J. Pharm.*, **364**, 227-236（2008）
10) M.S. Gerstel, V.A. Place, U.S. Patent No. 3, 964, 482（1976）
11) S. Henry, D.V. McAllister, M.G. Allen, et al., *J. Pharm. Sci.*, **87**, 922-925（1998）

12) H. Yagi, H. Hashizume, T. Horibe, *et al.*, *Cancer Res.*, **66**, 10136-10144 (2006)
13) 瀬尾尚宏,珠玖洋,*Drug Delivery System*,**27**, 194-201 (2012)
14) J. Gupta, E.I. Felner, M.R. Prausnitz, *Diabetes Technol. Ther.*, **11**, 329-337 (2009)
15) 征矢野進一,日美外報,**33**, 162-168 (2011)
16) H. Fukamizu, M. Fujiwara, Y. Matsushita, T. Kim, Y. Tokura, *Plast. Reconstr. Surg.*, **130**, 451-455 (2012)
17) J.A. Carruthers, N.J. Lowe, M.A. Menter, *et al.*, *J. Am. Acad. Dermatol.*, **46**, 840-849 (2002)
18) P. Honek, C. Weiss, W. Sterry, B. Rzany, *Br. J. Derm.*, **149**, 306-310 (2003)
19) S.E. Cox, J.C. Finn, L. Stetler, J. Mackowiak, J.W. Kowalski., *Dermatol. Surg.* **29**, 444-449 (2003)
20) K. Ishikawa, H. Fukamizu, T. Takiguchi, Y. Ohta, Y. Tokura, *Patient Preference and Adherence*, **9**, 1-4 (2015)

3 マイクロニードルの美容医療における臨床応用

伊東　忍[*1]，森　文子[*2]，内田貴子[*3]，金澤秀子[*4]

3.1 はじめに

美容医療領域におけるマイクロニードルの利用は，皮膚に吸収されにくいとされる水溶性有効成分や高分子のペプチドなどの皮膚への導入率を高めるために用いられている。従来から使用されていたビタミンC誘導体[1)]に加え，最近ではサイトカインや皮膚細胞増殖因子などを含む高分子ペプチド[2,3)]がアンチエイジング対策として注目を集めている[4,5)]（図1）。しかし，これらの高分子ペプチドの多くは分子量が1万以上の巨大分子であり，安定性が悪く，且つ水溶性分子であるため，外用塗布しても皮膚バリアを通過しにくく，効果を発揮しにくいという問題がある。本研究者らは，特に空気中で酸化分解されやすいb-FGFを製剤中で安定化させる処方を開発し，これをマイクロニードルに封入して経皮導入し，シワなどを改善させる臨床試験を実施した[6)]ので以下紹介する。

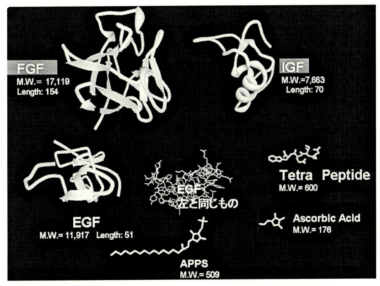

図1　美容医療領域で注目されている成分とその分子量

---

* 1　Shinobu Ito　㈱アイ・ティー・オー　プロビタミンリサーチセンター長；慶應義塾大学　薬学部　創薬物理化学講座　共同研究員
* 2　Ayako Mori　クリニックモリ　院長；慶應義塾大学　医学部　形成外科　非常勤医師（メディカルスキンケア外来担当医）
* 3　Takako Uchida　㈱アイ・ティー・オー　プロビタミンリサーチセンター　研究員
* 4　Hideko Kanazawa　慶應義塾大学　薬学部　創薬物理化学講座　教授

3.2 b-FGF の皮膚への各種導入方法の検討

 塩基性線維芽細胞増殖因子 b-FGF は分子量が約18 kDa のポリペプチドであるため，皮膚への外用塗布では経皮吸収されにくい成分である。近年，幹細胞培養液など EGF や b-FGF などのグロスファクターを含むとされる成分の外用製剤の美容医療分野での評価が発表されつつあるが，これらの機能性ポリペプチド類は，コラーゲン酵素分解物などの天然由来のペプチドとは異なり，単なるアミノ酸源としてではなく，シグナル伝達による細胞増殖機能の発現や分化誘導など，細胞に対して生化学的あるいは形態的な変化をもたらす。一方，塩基性線維芽細胞増殖因子の b-FGF のように既に医薬品登録されているものもあり，医薬品医療機器法の規定により化粧品原料としては使用できない点に注意が必要である。

 科研製薬㈱製の医薬品のフィブラスト®スプレー（b-FGF 製剤，以下「b-FGF」）は，主に創傷治癒[7]を促進するために用いられている医薬品であるが，近年，美容関連の医学会で，細胞増殖作用によるシワ改善など，美容目的での研究が皮膚科学会，形成外科学会などで報告されている。これらの研究報告の中では，b-FGF の皮膚への導入方法として，各種メソセラピーや皮内注射などが用いられているが，注射療法では疼痛，皮下出血などの他に，長期的な局所の発赤や硬結形成などの副作用が報告されている。さらに，スプレー式容器に充填されたドレッシング剤では，病原菌のコンタミネーションなどの安全性の面でも問題がある。このため，従来法にかわる効率的な経皮投与法が望まれていた。

 一般的に外用による効率的な経皮吸収には500 Da 以下の分子量のものが望ましいとされるため，分子量が約1,8000 Da の b-FGF は，皮膚に塗布しただけでは皮膚浸透しにくいと考えられる。そのため，マイクロニードル[8,9]やエレクトロポレーションなどを用いたメソセラピー施術が有効であると考えられた。

 そこで，基礎実験として培養皮膚片を用いて様々なメソセラピー機器の経皮導入効果を評価することにした。評価した導入法としては，コントロール区の外用塗布，及び試験区としてマイクロニードル（コラーゲン，ヒアルロン酸），エレクトロポレーション（アクシダーム，㈱トレジャー製（図1）），超音波イオン導入の4つの導入法により b-FGF の皮膚内への導入率を評価した。さらに，これらの4種の導入法を用いたヒト臨床試験によるシワ改善効果などの評価を行った。マイクロニードルの原理などについては，本書で詳しく紹介されているので省略するが，その概要を図2に示した。

 本実験で使用したマイクロニードルは，b-FGF を封入したヒアルロン酸，コラーゲン複合素材で作製された長さ200から800ミクロンの針を皮膚に貼付する方式のシートである。針が皮膚中で溶解することによって針内に含有された b-FGF を皮内導入することができる。使用したマイクロニードルの仕様を図3に示す。

 今回臨床試験で使用したマイクロニードルの使用方法は，図4の通りである。即ち，専用のマウント樹脂から針を潰さないように注意深くマイクロニードルが転写されたシートを剥がす(1)(2)。次に，マイクロニードルシートを皮膚の上にニードル側を皮膚面に静かにのせる(3)。専用の

第4章 美容・化粧品への展開

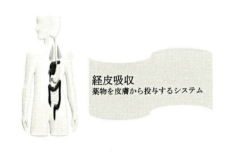
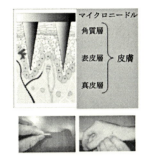
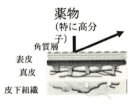

マイクロニードルは長さ数百ミクロンの微細針を皮膚に挿入し、針表面に塗布又は針中含有した薬物が皮膚中で溶解することによって薬物を体内導入する経皮吸収システムである。

図2 美容医療領域で使われるマイクロニードル（コスメディ製薬提供）

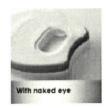
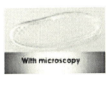
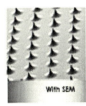

図3 マイクロニードルの処方と仕様
針長：200～800 μm
基材：コラーゲン，ヒアルロン酸コンプレックス
b-FGF 濃度：25 ppm
製造元：コスメディ製薬㈱

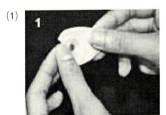
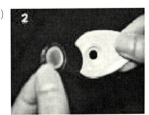
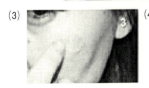
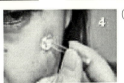
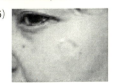

図4 b-FGF マイクロニードルの使用方法（コスメディ製薬提供）

スタンプ用の棒，又は，指先でマイクロニードルシートを軽く皮膚に押し付ける(4)。約1時間放置し，シート部分を剥がす(5)。

3.3 b-FGFの定量

b-FGFは，速やかに酸化分解されるため，その安定性を確認するためには，マイクロニードル製剤中でのb-FGFの簡便な定量法の確立が重要である。その定量方法として，HPLC（高速液体クロマトグラフィー）による分析を行うことにした。HPLC法は，b-FGFを様々な吸着分子を修飾した微小ビーズ中を通過させることによりb-FGFを分離して紫外線の吸収波長を計測することにより定量する方法である。b-FGFのHPLCスペクトルの一例を図5に示す。

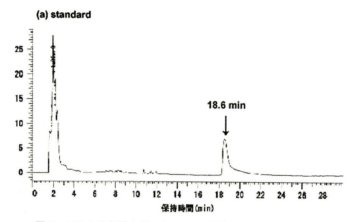

図5　HPLC分析法を用いたb-FGF標準品のクロマトグラム

18.6 minに矢印で示されたb-FGFのピークの高さや面積を使用して，b-FGFの正確な濃度を定量することができる。

3.4 ELISA法によるb-FGFの皮膚内濃度の定量

HPLC法は，皮膚組織などの多様なペプチド分子の存在する系では誤差が大きくなる可能性があるため，ELISA法によりb-FGFの皮膚内濃度の定量を行い無添加コントロールに対する濃度比を求めた。ELISA（Enzyme-Linked ImmunoSorbent Assay）は特異性の高い抗原抗体反応を利用し，酵素反応に基づく発色・発光をシグナルに用いることで皮膚組織中のb-FGFのみを発色させることができ，その発光強度により皮膚内のb-FGFを高感度で定量できる。約2 cm×2 cmの皮膚片に対して，試験溶液として1％ヒアルロン酸溶液で溶解したフィブラスト®スプレー製剤（最終濃度：b-FGF 100 μg/mL，科研製薬㈱製）を皮膚塗布後，マイクロニードル（コスメディ製薬㈱製，針長200 μm，コラーゲン－ヒアルロン酸針），エレクトロポレーション，超音波イオン導入にて導入を行った。コントロールとしては，塗布のみの試験区も設けた。その後，37℃，5％ CO_2の条件下で24時間培養を行い，皮膚片をPBSにて洗浄し，ELISA法（使用キット：FGF Basic, Human, ELISA Kit for Cell and Tissue Lysate, RayBio社製）を用いて皮膚内の

b-FGF 濃度を測定し濃度比を算出した。

3.5 GFP による疑似ペプチドの皮膚内分布の可視化

b-FGF と同様に大きな分子量を持つ蛍光ペプチドである Green Fluorescent Protein（以下「GFP」と記載）を用いた皮膚組織への導入実験により，表皮，真皮内での疑似ペプチドの分布を可視化した。前記 ELISA 法と同様の方法で，b-FGF よりも若干分子量の大きい緑色蛍光タンパク質（GFP, 分子量約27 kDa）の導入をマイクロニードル，エレクトロポレーション，超音波イオン導入の4種の異なる導入方法にて行い，共焦点レーザー顕微鏡にて皮膚内の GFP の分布を観察した。

3.6 細胞染色における膠原繊維の分布

b-FGF の効果として，線維芽細胞の増殖促進の結果，皮膚組織中の膠原繊維が高密度化することが知られている。皮膚組織中の膠原繊維を染色することができるマッソン・トリクローム染色法により，b-FGF を4種の異なる導入方法で経皮吸収させ，皮膚の膠原繊維の高密度化が観測されるか否かを観測した。これらの培養皮膚を用いた ELISA 及び膠原繊維分布の実験プロトコルを図6にまとめた。

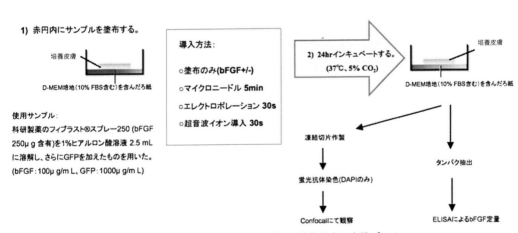

図6　培養皮膚を用いた ELISA 及び膠原繊維分布の実験プロトコル

3.7 b-FGF の製剤内部の力価変化

図7に HPLC 法により定量した製剤中の b-FGF の力価の経時的変化を示す。標準品（コントロール）に比較し，グリセリン製剤やヒアルロン酸製剤，精製水中では，b-FGF 量が極端に低下していることが示された。ビタミンC誘導体が添加された製剤は約90％が残存したことから，ビタミンC誘導体による還元作用により b-FGF の酸化分解が抑制されるものと推定された。これらの実験から，マイクロニードルなどへの b-FGF の添加は，抗酸化力を持つビタミンC誘導

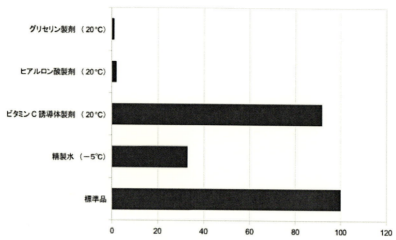

図7　HPCL分析による各種製剤における30日後のb-FGFの力価変化
b-FGFにアスコルビン酸誘導体を添加することにより製剤中でのb-FGFの保存性が向上した。

体などの抗酸化成分との併用が望ましいと考えられた。

3.8　ELISA法による皮膚内b-FGF濃度

図8に，ELISA法による皮膚内b-FGF濃度比の結果を示す。b-FGF塗布，マイクロニードルにおいて，b-FGF無塗布のコントロールを100％とした時，皮膚内b-FGFの濃度上昇が認められた。マイクロニードルによる導入法は，コントロールのb-FGFの皮膚内濃度に比較し約2倍も皮膚内のb-FGF濃度を上昇させた。

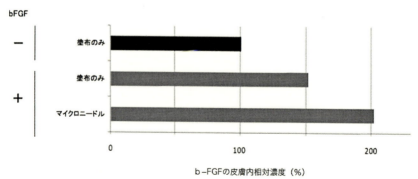

図8　ELISA法による皮膚内のb-FGFの導入濃度

3.9　皮膚内の膠原繊維密度

塗布実験開始から24時間後の皮膚組織を固定しマッソン・トリクローム染色における膠原繊維の分布の顕微鏡写真を図9に示す。カラー写真であれば，マッソン・トリクローム染色による膠

第4章 美容・化粧品への展開

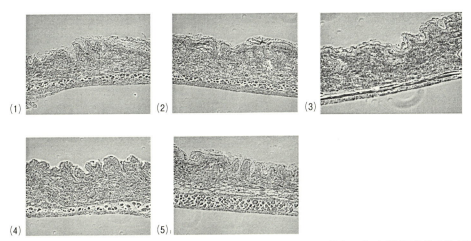

図9 b-FGF塗布又は導入後24時間の皮膚組織のマッソン・トリクローム染色における膠原繊維の分布顕微鏡写真
左上から(1)無塗布コントロール，(2)b-FGF塗布，(3)マイクロニードル，(4)エレクトロポレーション，(5)超音波イオン導入での皮膚の膠原繊維の分布を示すが，マイクロニードルを使用した導入法においては，特に膠原繊維の密度の増加が観察された。

原繊維は，青色に染まるが，ここでは膠原繊維は，濃いグレーで表示される。(1)無塗布コントロール，(2)b-FGF塗布，(3)マイクロニードル，(4)エレクトロポレーション，(5)超音波イオン導入後の画像である。b-FGF無塗布(1)と比較して，マイクロニードル(3)によるb-FGF導入では膠原繊維が密に存在し，且つ皮膚の厚みも増している状態が観察された。

3.10 共焦点レーザー顕微鏡観察による皮膚内のGFP分布

各種導入方法の相違によるタンパク質の皮膚内分布を検討するため，GFPを導入し顕微鏡観察を行った。マイクロニードル，エレクトロポレーション，超音波イオン導入を行った後，共焦点レーザー顕微鏡にて24時間培養後のマウス皮膚内のGFP分布を観察した。GFPは，オワンクラゲから単離された蛍光タンパク質である。日本人研究者の下村により発見・分離精製され，その発見の功績から下村は2008年にノーベル化学賞を受賞した。GFPは395 nmの光で励起され，509 nmの光を蛍光として発するため，今回の共焦点レーザー顕微鏡観察では緑色を呈する。対比染色として今回は細胞核を染色するDAPI染色を併用して行った。

真皮中のGFPの分布を図10に示す。この写真では，緑のGFPが濃い黒で表示されている。同時にDAPI染色による細胞核が薄いグレーとして染色されている。左上から①b-FGF塗布，②マイクロニードル，③エレクトロポレーション，④超音波イオン導入である。

真皮中では，b-FGF塗布①においては，GFPはほとんど認められなかった。一方，マイクロニードル②及びエレクトロポレーション③を使用の場合では，真皮内に多くのGFPが検出された（黒点）。しかし，超音波イオン導入④では，マイクロニードル②やエレクトロポレーション

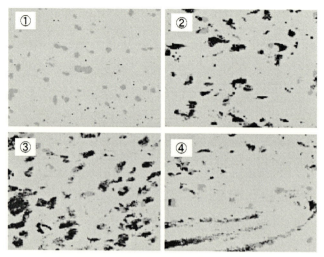

図10 皮膚真皮における経皮導入された GFP の分布

左上から①b-FGF 塗布,②マイクロニードル,③エレクトロポレーション,④超音波イオン導入を使用しGFP を経皮導入した。①の b-FGF の単純塗布では,GFP はほとんど認められなかったが(薄いグレーの斑点は,DAPI 染色による細胞核),②マイクロニードルと③エレクトロポレーションでは,GFP の濃い黒点が多数観察された。

③に比較し GFP の分布密度は低く観察された。従って,マイクロニードルによる導入では GFP は真皮まで達するが,超音波イオン導入では真皮までは,比較的到達しにくいと考えられた。GFP が真皮中で観察されたことから,GFP より若干分子量の小さい b-FGF においても,マイクロニードルにより真皮まで到達させることが可能であると推測された。

以上より,b-FGF を効率よく導入する方法として,マイクロニードルは有効な方法の一つであると考えられる。マイクロニードルは,製剤の製造コストは若干高いが,エレクトロポレーションのような特別に高価なデバイスを必要としないメリットがあるため,クリニックでのショートタイムケアやホームケアユースなどでは実用性が高いと考えられる。

3.11 臨床試験の結果

臨床試験で用いた b-FGF としては,先の基礎実験と同じフィブラスト®スプレーを用いた。0.1％ヒアルロン酸製剤に溶解して試験溶液を調整し,塗布,マイクロニードル,エレクトロポレーション,超音波イオン導入の4種の異なる導入方法を試みた。被験者は,塗布のみは1名(67歳),マイクロニードルは4名(平均年齢43.3歳),エレクトロポレーションは8名(平均64.1歳),超音波イオン導入は4名(平均48.3歳)で行った。今回の試験では被験者数や平均年齢が異なるために結果を単純に比較できない点を指摘しておきたい。塗布のみ及び超音波イオン導入においては目視試験でのシワ改善効果はみられず,患者の申告による乾燥状態の改善のみに留まった。マイクロニードルとエレクトロポレーションでは,比較的高いシワ改善効果が目視確

第4章 美容・化粧品への展開

認され，特にマイクロニードルでは注射手技と同様に一回の施術でも効果がみられた。臨床写真におけるBestケースを図11に示す。この写真は58歳成人女性のマイクロニードル施術前後の眼下シワの改善状況を示している。左側が施術前で右側がマイクロニードル2回使用後の結果である。右側写真は左側に比較し明らかにマイクロニードル使用によるシワの本数が減少している。又，表1はb-FGFの4種の各種導入法を用いた乾燥とシワの改善状況をまとめたものである。マイクロニードルを使用した被験者全員が皮膚の乾燥症状の改善とシワの改善を認めた。これらの結果は，マイクロニードルにより効果が期待できる十分量のb-FGFが皮膚内にデリバリーされたことを示唆するものと考えられた。

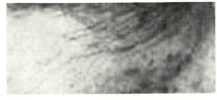
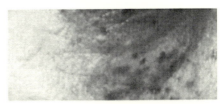
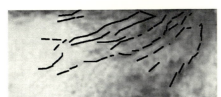
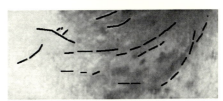

図11　58歳成人女性のマイクロニードル施術前後の眼下シワの改善状況
明らかにマイクロニードル使用後ではシワの本数が減少している。下の写真は，上の写真で目視で確認できるシワの線を黒線でトレースしたものである。

表1　b-FGFの各種導入方法を用いた乾燥とシワの改善状況

	外用 1名	エレクトロポレーション 8名	超音波イオン導入 4名	マイクロニードル 4名
変化無し	0名	0名	0名	0名
乾燥改善	1名	3名	4名	2名
シワ改善	0名	5名	0名	2名

3.12　マイクロニードルによるドラッグデリバリーシステム

図12は，豚皮膚にマイクロニードル（200μm）で処理した皮膚断面を電子顕微鏡撮影した画像である。図12の左写真の上部には，縦方向にマイクロニードルによる穴が認められる。穴の先

端は有棘層まで到達したとみられ,細胞模様のズレが有棘層の中央部分まで認められるが(上部から約200μm下まで),この電顕写真では角質層より深部は穴が塞がっている(白線で表示)。角質層のニードル穴の拡大写真を右側に示す。穴の右側面には,角質の特徴的な扁平構造体が水平方向に突き出した突起物が複数認められる①。②は,角質の配列面に沿って,穴から角質側へ内容物が流出したような跡が認められた。上方向から下方向に向けてのニードルの押し込み時の圧力を受けて,角層に歪みが生じて横方向に亀裂が生じて横穴が斜め方向に開き,ニードルの内容物が,これに沿った10時方向(左上方向)に流出しているように見える。かなりの量のニードルの内容物が斜め横方向の穴に沿って流出した痕跡が残されていた。さらに,角質層の拡大写真だけでなく,顆粒層,有棘層においても「地層構造」のような角化細胞の横縞模様が認められた。この横縞模様に沿ってマイクロニードルの成分が横方向により容易に流出,拡散するのであれば,マイクロニードルが持つ皮膚組織に対する効率的なドラッグデリバリーシステムのメカニズムが理解できると考えられた。これは,地下水が地層の水平方向の縞模様に沿って,より流れやすくなっているのと似ている。マイクロニードルは薬剤を垂直方向の楔のように単純に薬剤を垂直導入[10]するものと考えられがちであるが,それだけではその持続効果[11,12]を十分に説明できなかった。我々は,マイクロニードルが,皮膚組織の縦方向だけでなく横方向にもスムーズに薬剤を浸透させていける可能性を持つドラッグデリバリーシステムであると考えた。マイクロニード

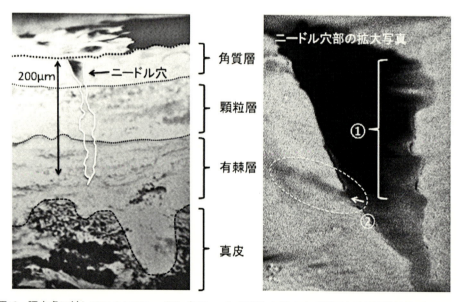

図12 豚皮膚に対してマイクロニードル(200μm)処理した後の皮膚断面を電子顕微鏡撮影した画像
左写真の上部には,縦方向にマイクロニードルによる縦穴と,その下にマイクロニードルが貫通した痕跡(既に組織で埋まっていて穴は無い)が深さ200μm付近まで認められる。顆粒層,有棘層において「地層構造」のような角化細胞の並列からなる横縞模様が認められ(左写真),その横縞に沿って縦穴から横方向の物質の流れ(②の点線)が認められた。右上写真は,ニードルの縦穴の拡大写真である。②の白点線部分に斜め10時方向に裂けた横穴ができニードルの内容物が横方向に流出した痕跡が確認できた。

第4章　美容・化粧品への展開

ルの高い皮膚組織へのドラッグデリバリー能力は，垂直＋水平方向の良好な拡散性に起因するのではないかと考えられる。

3.13　b-FGFの製剤中の安定化技術

　先に触れたように，b-FGFは製剤中で不安定であるために，マイクロニードルに含浸させる場合には何らかの技術によりb-FGFを安定化させる必要がある。これは，b-FGFに限らず，レチノイド，グルタチオンなど，一般に酸化分解されやすい化合物を皮膚に導入する際には共通して存在する問題点である。これらの酸化安定性を高めるために考案されたのが，抗酸化作用を有する界面活性剤で構成された被膜で構成された抗酸化カプセル製剤であり，中でも浸透性の高いナノカプセル製剤（ナノスフィア©）である[13]。

　我々は被膜を高い抗酸化活性を有する両親媒性ビタミンC誘導体とビタミンE誘導体によりb-FGFを包摂したナノカプセル製剤を製造し，デリバリー効率を向上させた。これにより分子量の大きく極めて酸化分解されやすいb-FGFを皮膚深部まで浸透させることが可能となった。又，ナノスフィアは包摂成分の安定化に寄与するだけではなく，徐放性を付与できることも確認できた。こうした特性により，ナノスフィアとマイクロニードルを組み合わせた複合製剤は，不安定なタンパク質の経皮導入素材として活用できる可能性を秘めている。

3.14　おわりに

　本稿記載の臨床研究は主に第54回日本形成外科学会総会・学術集会及び第55回日本形成外科学会総会・学術集会ランチョンセミナーで，森文子院長（クリニックモリ，慶應義塾大学医学部形成外科非常勤医師）による医学研究の発表内容をまとめたものである。尚，b-FGFを含む医薬品成分は，化粧品の原料としては使用が禁止されているので注意が必要である。最後に，マイクロニードルを試作いただいた，コスメディ製薬㈱の権英淑博士，本稿掲載の電顕写真（図12）の撮影に協力いただいたジャスコインタナショナル㈱第二事業部，秋田冴香先生に御礼申し上げる。

文　　献

1) 伊東忍，プロビタミンC，フレグランスジャーナル社（2014）
2) X. Zhang, X. Hu, A. Hou, H. Wang, *Biological & Pharmaceutical Bulletin*, **32**, 86-90（2009）
3) J.E. Donald, E.I. Shakhnovich, *Nucleic Acids Research*, **37**, D191-194（2009）
4) 森文子，坂本好昭，貴志和生，*Fragrance Journal*, **40**(6), 52-58（2012）
5) 伊東忍，コスメティックステージ, **5**(1), 11-17（2010）

6) 吉井唯, 森文子, 永田武, *Fragrance Journal*, **43**(1), 44-48 (2015)
7) M. Tamura, *Tanpakushitsu Kakusan Koso*, **45**(6 Suppl), 1145-1151 (2000)
8) W. Martanto, J. S. Moore, T. Couse, M. R. Prausnitz, *Journal of Controlled Release*, **112**, 357-361 (2006)
9) S. M. Bal *et al.*, *Journal of Controlled Release*, **147**, 218-224 (2010)
10) M. R. Prausnitz, *Nature Biotechnology*, **24**, 416-417 (2006)
11) S. L. Banks *et al.*, *Journal of Pharmaceutical Sciences*, **99**, 3072-3080 (2010)
12) S. L. Banks, K. S. Paudel, N. K. Brogden, C. D. Loftin, A. L. Stinchcomb, *Pharmaceutical Research*, **28**, 1211-1219 (2011)
13) 伊東忍, 化粧品開発とナノテクノロジー, シーエムシー出版 (2007)

4 米糠大豆発酵物配合マイクロニードルの有用性

野原哲矢*

4.1 はじめに

　ヒトの寿命が年々長くなり，高齢者が増加する中，健康な状態を保ったまま人生を送ることは非常に重要な課題となっている。高齢者となっても，自分の力で生活をし，食事をし，人生を謳歌することは，自分の人生をよく生きることであり，理想とする生き方の1つである。健康はその中で最も重要な要素であり，生活の質（Quality of Life）を高めていくために必要なことの1つである。医療的には，食事を口から摂ることにより，栄養を効率よく補給し，免疫力を高め，筋力などの維持，回復に重要であることが示されているが，外面的には皮膚の状態をよくすることで免疫力の維持や，見た目の若々しさといった部分においても改善ができるようになると考えられる。

　老化については，特に顔などに見られるシワやタルミといった症状によるものがあり，見た目の老化を特徴付けてしまう。最近は，高齢者も化粧品によって若々しく見せることで，気持ちの元気も取り戻すことも多く，化粧品もますます重要な役割を果たすことが期待される。見た目の若さは，自信につながり，リラックスやストレスの軽減といった効果も得られると考えられており，ひいては免疫力向上などによる体調の改善，体力の回復といった健康維持の面でも重要な要素を占める可能性が示されている。

　さて，シワやタルミに対する化粧品原料として，米糠と大豆を納豆菌で発酵させたCELABIO（セラビオ）という原料がある。これは，in vitroにおいて真皮線維芽細胞の細胞賦活機能があり，コラーゲン産生促進効果があることがわかっている[1]。また，ヒト連用試験においてもシワ改善効果があることが報告されている。一方で，化粧品は角質層の表面部分での機能はあるものの，真皮まで成分が到達することが難しく，即時的な効果を体感しにくいことがある。そのため，少しでも早く，角質層内の奥に成分を届ける必要がある。

　そこで，マイクロニードル技術を応用し，成分をマイクロニードル内に保持させた「モイスチャーパッチ」を開発した（図1）。モイスチャーパッチのマイクロニードル部分は，長さ数百μmの微細針がアレイ上に整列したパッチ状シートで，成分が微細針の表面に塗布，または内部に含有されている。微量で高い生理活性を示す成分のうち特に高分子を含む成分では内部にまで到達しにくく，目的の場所で機能を発揮できないことがあるが，マイクロニードル技術を使うとこれらの成分を角質層内部にまで効率よく届けることができる。また，微細針が生体内分解型の成分で，主原料はヒアルロン酸であり，ここにCELABIOとレチノール製剤が含有されている。微細針の長さは200 μmで，これは角質層内部に到達するように設計されており，この微細針が1シートあたり700〜750本存在している。形状は目元や口元のシワをケアすることを想定している。使い方は，肌にしっかりと密着するように貼り付けて，一晩そのままの状態で保ち，翌朝に

＊　Tetsuya Nohara　㈱東洋発酵　学術部　スペシャリスト

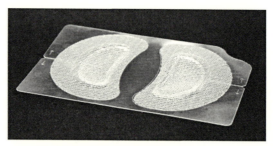

図1 モイスチャーパッチ

はがした後,通常のスキンケアを行なう。

モイスチャーパッチの作用は,微細針のヒアルロン酸が角質層へ刺さり,肌中の水分によって膨潤,溶解することによって,角質層を水分で満たす。これにより乾燥による小ジワを目立たなくする効果がある。また,角質層内部へ入ったCELABIOやレチノールは,角質層内への浸透により角質層内の奥へ届けられ,機能を発揮すると考えられる。

本稿では,ヒト真皮線維芽細胞によるCELABIOとレチノールの相乗効果,さらにそれらを成分に用いたモイスチャーパッチのヒトモニター試験の結果を中心に,マイクロニードルの化粧品への有用性について紹介する。

4.2 米糠大豆発酵物とレチノール成分の機能
4.2.1 真皮線維芽細胞増殖促進

真皮は,表皮の構造と違い,細胞が密に詰まっておらず,細胞外空間が多くを占めている。この空間は細胞外マトリックスと呼ばれ,高分子を中心とした網目構造によって満たされている[2]。真皮に存在している細胞の1つに線維芽細胞があり,細胞外マトリックスの構成成分であるコラーゲン,エラスチン,ヒアルロン酸などを産生する。加齢やその他の要因により線維芽細胞の増殖能が低下すると,細胞外マトリックスの成分の産生も減少し,その結果,肌の弾力が下がり,ハリが失われる原因となる。また,皮膚表面の大きな陥没が見られるようになると,シワが目立つようになる原因にもなる。これらを防ぐためには,細胞外マトリックスを正常に保ち,第一に線維芽細胞の正常な増殖を促す必要がある。

前述のCELABIOは,真皮線維芽細胞の増殖について,線維芽細胞の増殖促進活性を持っていることがわかっているプラセンタエキスと比較しても,より高い活性があることが確認されている。さらに,レチノールを加えることによる線維芽細胞の増殖について検討した。試験は以下のように行なった。レチノールは,シクロデキストリン包接レチノール(CAVAMAX W8/Retinol Complex,シクロケム社,以下CDR)を用いた。CELABIO溶液,リン酸緩衝液に溶解したCDRは,それぞれ0.22 μmのフィルターに通した。ヒト正常皮膚線維芽細胞を96ウェルプレートに播種し,定着させた後,CELABIO 1%,CDR 0.01%,CELABIO 0.5%+CDR

第4章　美容・化粧品への展開

0.005％となるように添加した培地にそれぞれ置き換えた。培養後，Cell Counting kit-8（同仁化学研究所）を用いて，培地のみのものをコントロールとして，細胞増殖率を算出した（図2）。CDR 0.01％添加したものは，コントロールと大きな差はなかったが，CELABIO 1％添加したものでは，1.5倍程度の増殖が見られた。また，CELABIO 0.5％＋CDR 0.005％では，線維芽細胞の増殖がコントロールの2倍程度まで促進された。これらの結果から，CELABIOとCDRの相乗効果により，線維芽細胞の増殖が促進されることが確認された[3]。

4.2.2　コラーゲン合成量

細胞外マトリックスの成分の大半を占めているのはコラーゲンである。コラーゲンは細胞外マトリックスの構造を支えており，肌のハリに大きく関与している。コラーゲンは三重らせん構造を持っており，強固な構造のため，通常のプロテアーゼによる分解は受けにくいことが知られているが，真皮まで到達する紫外線A波（UVA）の照射を受けると，線維芽細胞はコラーゲンを分解することができるマトリックスメタロプロテアーゼ-1（MMP-1）の産生を促進する[4]。MMP-1によりコラーゲンが分解されると，細胞外マトリックスの崩壊が生じ，肌のシワやタルミが引き起こされる。また，MMP-1は紫外線だけでなく，加齢によっても産生量が増大する。真皮，特にUVAが届く範囲においては，絶えずMMP-1による影響を受けていると考えられる。一方で，コラーゲンの合成量が増加すれば，光老化や加齢によるシワやタルミの形成が抑制されることから，コラーゲン合成促進は，抗シワ効果として機能する。

前述のCELABIOはコラーゲン合成促進機能を持つことがわかっているが，さらにレチノールとの相乗効果を確認するため，以下のように試験を行なった。ヒト正常皮膚線維芽細胞を96ウェルプレートに播種し，細胞がコンフルエント状態になるまで培養し，CELABIO 1％，CDR 0.01％，CELABIO 0.5％＋CDR 0.005％となるように0.22μmのフィルターを通した試料をそれぞれ添加した培地に置き換え，培養した。コラーゲン合成量の測定は「コラーゲン・ステインキット」（コラーゲン技術研修会）を使用して行なった。CELABIO 1％およびCDR 0.01％添加したものにおいて，それぞれ合成量が増加していたが，CELABIO 0.5％＋CDR 0.005％添加したものは，これらよりも合成量が多くなっており（図3），2つの原料をあわせることによる相乗効果が確認できた[3]。

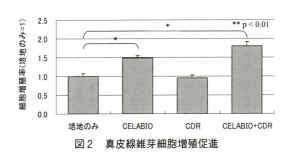

図2　真皮線維芽細胞増殖促進

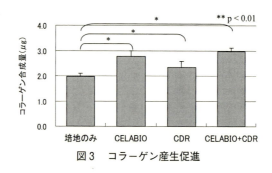

図3 コラーゲン産生促進

4.2.3 「モイスチャーパッチ」連用試験（ヒト試験）

　健康な男女16名（27〜59歳，平均年齢41.8歳）に，「モイスチャーパッチ」を2週間で合計6回使用してもらい，また，そのうちの6名（43〜59歳，平均年齢48.5歳）については，4週間（合計12回）使用してもらい，効果の確認を行なった。評価は，VISIA（CENFIELD社）によるシワのパーセンタイルスコア値，写真撮影によるシワグレードのスコア値，サイバースキンチェッカーPT（JAPAN GALS社）による肌水分量の変化，およびアンケート調査により実施した。各項目について，使用開始前，1回使用後，2週間（6回）使用後，4週間（12回）使用後に試験を行なった。

(1) VISIAによるパーセンタイルスコア値

　VISIAによるシワのパーセンタイルスコアとは，同年代において自分よりもシワの状態がよくないと評価される人が何％いるかを評価したものである。つまり，スコアが高いほどシワの状態がよいということになる。1回使用後の評価では，使用前の平均が65.7であったが，1回使用後では73.5となった。1回の使用で，7.8ポイントの改善が有意差を持って見られ，単回での使用においてもシワの改善に効果があると考えられた（図4）。

(2) シワグレードスコアによる評価

　次に，撮影した写真を用いてシワグレードスコアについて検討した。この評価は化粧品機能評価法ガイドライン[5]におけるシワグレード標準写真を参考にスコアを検討した。使用前のスコアと比較して，1回使用後，2週間後，4週間後のそれぞれのスコアについて検討した。図5(a)は，4週間試験を行なった6名のグループの平均シワグレードスコアだが，2週間，4週間使用した

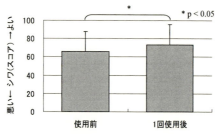

図4 VISIAによる画像解析（シワのパーセンタイルスコア）

第4章　美容・化粧品への展開

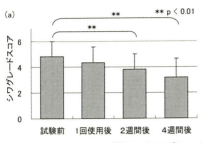
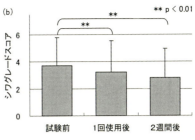

図5　シワグレードスコアによるシワ評価

(a) 4週間実施者（n＝6，平均48.5歳）のシワグレードスコアの変化，(b) 2週間実施者（n＝12，平均43.1歳）のシワグレードスコアの変化

後の観察でも，有意差を持ってシワの改善が見られた。また，(b)は2週間使用した被験者のうち，写真の判定が行なわれた12名（平均43.1歳，27〜59歳）のデータだが，(a)と同様に1回使用後，2週間後において，試験前と比較して有意にシワの改善が見られた。これらのことから，目じりのシワについて，1回使用だけでも，継続して使用していくことでも，シワがより目立たなくなるようになると考えられた。

(3) サイバースキンチェッカーによる評価

次に，サイバースキンチェッカーを用いて，肌の水分量などの物理的な状態を確認した。サイバースキンチェッカー PT は，肌水分量や油分量，弾力性などを測定できる機器である。まず，全体的に肌水分がどのようになるかを「改善率」で推定した。サイバースキンチェッカーの性質を考慮し，使用前とのスコアと比較して5以上上昇したものを「改善」とし，その改善者数の割合を改善率とした。図6(a)は，それぞれの改善率を示している。表面水分とは角質層の水分であり，深部水分量は角質層以外の水分量があるが，表面水分については，1回使用後（15名中5名），2週間後（16名中7名），4週間後（6名中3名）となるに従って水分量が大きくなった。一方で，深部水分については表面水分ほどの改善は見られなかったが，使用期間によって水分量が上昇していることから，使い続けることによって深部水分も改善していくことが予測される。

さらにサイバースキンチェッカーの測定数値から，4週間使用した6名について，肌の評価を行なった。使用前と比較して，時間とともにわずかではあるが弾力性の上昇が見られ，使い続けることによって，より弾力が得られるようになると考えられた。また，総合的な肌年齢の指標では2.1歳程度の若返りが見られ，全体的な肌の改善が見られる可能性が考えられた（図6(b)(c)）。

(4) アンケート調査による実感評価

化粧品の使用においては，継続して使っていただけるためには，実感があることが重要な要素となる。本試験においても，4週間実施者を対象に，アンケートによる使用者の実感評価を解析した。評価項目は，①目じりのシワ，②目の下の小ジワ，③目の下のくま（色），④目の下のタルミ，⑤目の周辺の乾燥，⑥目の周辺のキメの6項目において，それぞれ「まったく気にならない（1）」「あまり気にならない（2）」「どちらでもない（3）」「やや気になる（4）」「非常に気にな

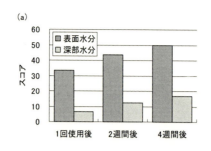
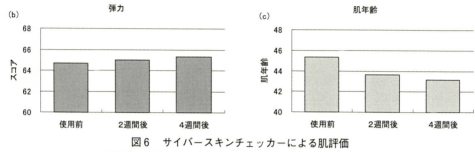

図6 サイバースキンチェッカーによる肌評価
(a)水分の評価，(b)4週間試験実施者の弾力と(c)肌年齢評価

る（5）」（カッコ内はスコア）の5段階で評価をしてもらった。図7では，それぞれの項目の評価の平均値の推移を示しているが，③目の下のくま（色）を除くすべての項目で，0.5～1程度の評価の改善が見られた。これらのことから，使用者自ら改善を実感できることが推察された。

4.3 まとめ

抗シワ，抗老化に対する市場は拡大の一途を続けており，抗シワ素材，抗シワ化粧品の需要は常に求められている。米糠大豆発酵物であるCELABIOもその素材の1つで，大手化粧品会社をはじめ，多くの化粧品に配合されている。また，レチノールとの組み合わせによって，細胞賦活作用と，コラーゲン合成促進作用において相乗効果が見られ，抗シワなどの効果がさらに高まることが確認された。

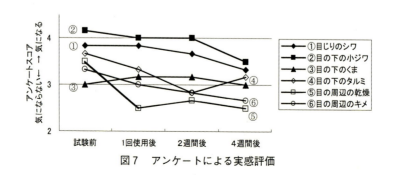

図7 アンケートによる実感評価

第 4 章 美容・化粧品への展開

　一方で，マイクロニードルとの組み合わせによって，皮膚の表面だけでなく，角質層の内部までその成分を届けることができ，成分の角質層内での効果を高めることが期待される。表面水分量（角質層内の水分量）が増加したことは，マイクロニードルの針の成分であるヒアルロン酸が角質層内で溶解・膨潤することで起こったと考えられる。このように角質層内に成分を送り込むことができたことで，CELABIO，レチノールを含むマイクロニードルを用いた本試験でも，2週間，4週間の連用による効果も見られただけでなく，1回使用時の即時的な肌の改善効果も見られた。このように，すぐに改善したいときなどには特に有効であると考えられる。

　さらに，角質層内にすばやく成分を届けることができることによって，さらに奥，例えば真皮層でも水分量の増加が見られるようになると考えられる。また，CELABIOとレチノールが徐々に真皮層に到達すれば，真皮線維芽細胞が増殖し，コラーゲン産生が正常化することでも，肌の弾力が上がり，ハリがよくなり，タルミが少なくなり，肌が正常化することが期待できる。実際にアンケートの結果によると，シワの改善に対する実感も見られることから，使い続けることで肌がより改善することが考えられる。

　このように，マイクロニードルを用いた技術により，成分を効果的に角質層内に届ける化粧品を作製することができた。また，CELABIOとレチノールを用いることで，シワやタルミに対する悩みを改善し，即時的にも長期的にも肌の改善効果を持つ製品を作ることができ，実際に角質層内に届ける製品に応用できることがわかった。

文　　献

1) 久米寛子ほか, *Fragrance Journal*, **32**(9), 75-80 (2005)
2) 光井武夫, 新化粧品学, pp. 13-14, 南山堂 (1993)
3) 岡田利孝ほか, 特許 4945692号
4) G. Herrmann *et al.*, *Exp. Dermatol.*, **2**, 92-97 (1993)
5) 日本香粧品学会会誌, **30**(4), 316-332 (2006)

マイクロニードルの製造と応用展開

2016年10月11日　第1刷発行

監　　修	中川晋作	（T1023）
発 行 者	辻　賢司	
発 行 所	株式会社シーエムシー出版	
	東京都千代田区神田錦町1-17-1	
	電話　03(3293)7066	
	大阪市中央区内平野町1-3-12	
	電話　06(4794)8234	
	http://www.cmcbooks.co.jp/	
編集担当	井口　誠／為田直子	

〔印刷　尼崎印刷株式会社〕　　　　　　　　　　Ⓒ S. Nakagawa, 2016

落丁・乱丁本はお取替えいたします。

本書の内容の一部あるいは全部を無断で複写（コピー）することは，法律で認められた場合を除き，著作者および出版社の権利の侵害になります。

ISBN978-4-7813-1179-1　C3047　¥70000E

マイクロニードルの製造と応用展開

2016年10月11日　第1刷発行

監　　修　中川晋作　　　　　　　　　　　　　（T1023）
発行者　辻　賢司
発行所　株式会社シーエムシー出版
　　　　東京都千代田区神田錦町1-17-1
　　　　電話　03(3293)7066
　　　　大阪市中央区内平野町1-3-12
　　　　電話　06(4794)8234
　　　　http://www.cmcbooks.co.jp/
編集担当　井口　誠／為田直子

〔印刷　尼崎印刷株式会社〕　　　　　Ⓒ S. Nakagawa, 2016

落丁・乱丁本はお取替えいたします。

本書の内容の一部あるいは全部を無断で複写(コピー)することは，法律で認められた場合を除き，著作者および出版社の権利の侵害になります。

ISBN978-4-7813-1179-1　C3047　¥70000E